受験生の皆さんへ

　過去の問題に取り組む目的は、(1)出題傾向(2)出題方式(3)難易度(4)合格点を知り、これからの受験勉強に役立てることにあります。出題傾向などがつかめれば目的は達成したことになりますが、それを一歩深く進めるのが、受験対策の極意です。

　せっかく志望校の出題と取り組むのですから、本番に即した受験対策の場に活用すべきです。どうするのか。

　第一は、実際の入試と同じ制限時間を設定して問題に取り組むこと。試験時間が六十分なら六十分以内で挑戦し、時間配分を感覚的に身に付ける訓練です。

　二番目は、きっちりとした正答チェック。正解出来なかった問題は、正解できるまで、徹底的に攻略する心構えが必要です。間違えた場合は、単なるケアレスミスなのか、知識不足が原因のミスなのか、考え方が根本的に間違えていたためのミスなのか、きちんと確認して、必ず正解が書けるようにしておく。

　正答が手元にある過去問題にチャレンジしながら、正解できなかった問題をほったらかしにする受験生もいます。そのような受験生に限って、他の問題集をやっても、間違いを放置したまま、次の問題、次の問題と単に消化することだけに走っているのではないかと思います。過去問題であれ問題集であれ、間違えた問題は、正解できるまで必ず何度も何度も繰り返しチャレンジする。これが必勝の受験勉強法なことをお忘れなく。

入試問題検討委員会

【本書の内容】
1. 本書は過去6年間の問題と解答を収録しています。薬学科(6年制)の試験問題です。
2. 英語・数学・化学の問題と解答を収録しています。尚、大学当局より非公表の問題は掲載していません。
3. 当社の本書解説執筆陣は、現在直接受験生を教育指導している、すぐれた現場の先生方です。
4. 本書は問題と解答用紙の微細な誤りをなくすため、実物の入試問題を各大学より提供を受け、そのまま画像化して印刷しています。

　尚、本書発行にご協力いただきました先生方に、この場を借り、感謝申し上げる次第です。

目　　　次

		問題	解答
平成30年度 [第Ⅰ期 試験掲載]	英　語 ………………………………………	1 ‥‥	22
	数　学 ………………………………………	9 ‥‥	24
	化　学 ………………………………………	14 ‥‥	26
	解答用紙 ……………………………………		27
平成29年度 [第Ⅰ期 試験掲載]	英　語 ………………………………………	1 ‥‥	25
	数　学 ………………………………………	12 ‥‥	27
	化　学 ………………………………………	16 ‥‥	29
	解答用紙 ……………………………………		31
平成28年度 [第Ⅰ期 試験掲載]	数　学 ………………………………………	1 ‥‥	14
	化　学 ………………………………………	5 ‥‥	16
平成27年度 [第Ⅰ期 試験掲載]	数　学 ………………………………………	1 ‥‥	14
	化　学 ………………………………………	5 ‥‥	16
平成26年度 [第Ⅰ期 試験掲載]	化　学 ………………………………………	1 ‥‥	11
平成25年度 [第Ⅰ期 試験掲載]	化　学 ………………………………………	1 ‥‥	15

平成30年度

平成30年度

問　題　と　解　答

英　語

問題

30年度

第一期

設問は31題ある。

解答はそれぞれの設問の選択肢の中から1つ選び，解答用紙に
問1～31の該当する番号を鉛筆でぬりつぶすこと。

Ⅰ　（**問1－問4**）　下線部の発音がほかの三つと異なるものを，①～④のうちから
一つ選びなさい。

問1

    ① wealth　　② descend　　③ pheasant　　④ breathe

問2

    ① stout　　② touch　　③ pump　　④ cousin

問3

    ① phone　　② oven　　③ nowhere　　④ disposal

問4

    ① nerve　　② observe　　③ university　　④ herald

II （**問5－問8**） 第一アクセント（第一強勢）の位置がほかと異なるものを，①～④のうちから一つ選びなさい。

問5

① employ　　② display　　③ objective　　④ youngster

問6

① librarian　　② possess　　③ possibility　　④ herself

問7

① pocket　　② quarter　　③ western　　④ across

問8

① academic　　② possible　　③ flavor　　④ regularly

III (問9―問14) (9) ～ (14) に入れるのに最も適当なものを，①～④のうちから一つ選びなさい。

問9

His company went bankrupt last month, and he is (9) dead now.

① as well as   ② as good as   ③ as long as   ④ as same as

問10

He (10) his work by the time I came back.

① was finished   ② finishes   ③ had finished   ④ has finished

問11

I could not believe (11) he said.

① that   ② what   ③ why   ④ because

問12

The new movie was (12).

① boring   ② bored   ③ bore   ④ being bored

問13

The war broke out in the (13) half of the 19th century.

① late   ② later   ③ latest   ④ latter

問14

He was engaged (14) the medical area.

① on   ② in   ③ at   ④ to

Ⅳ （**問15—問18**） 次の日本語の文を，その下にある文のように英訳したい。その際に必要な単語を指示に従って選びなさい。但し選択肢の単語は文頭に入る単語も，小文字で始まっている。

問15 （ロ）にあてはまる単語はどれか？　その番号をマークしなさい。

どうして，私が結婚したと思ったのですか？

（　イ　）（　ロ　）you（　ハ　）I（　ニ　）（　ホ　）?

① made　　② married　③ was　　　④ think　　⑤ what

問16 （ロ）にあてはまる単語はどれか？　その番号をマークしなさい。

いつでもあなたの好きな時に，ちょっと立ち寄って私に会いに来て下さい。

（　イ　）（　ロ　）and（　ハ　）me（　ニ　）you（　ホ　）.

① in　　　② like　　③ whenever　④ drop　　⑤ see

問17 （ホ）にあてはまる単語はどれか？　その番号をマークしなさい。

同じ原因がいつも同じ結果を生むとは限りません。

The same （　イ　）does not（　ロ　）（　ハ　）（　ニ　）（　ホ　）the same effect.

① to　　　② give　　③ cause　　④ always　⑤ rise

問18 （ハ）にあてはまる単語はどれか？　その番号をマークしなさい。

その本は，私には難しすぎます。

It is（　イ　）（　ロ　）（　ハ　）（　ニ　）（　ホ　）me.

① difficult　② for　　③ book　　④ a　　　⑤ too

$\boxed{V}$ （問19—問22） 以下に示す英文のペアをほぼ同じ意味（主旨）の文にしたい。
その際に（19）〜（22）の中に挿入する最も適切な語を選択肢の中から選びなさい。

問19

For what are you here?

What （ 19 ） you here?

① takes ② has ③ orders ④ holds ⑤ brings

問20

I never saw him angry with anyone.

I never saw him out of （ 20 ） with anyone.

① temper ② tempest ③ temperance
④ temptation ⑤ tenacity

問21

She gave up her seat for an old woman in the bus.

She made （ 21 ） for an old woman in the bus.

① up ② seat ③ aisle ④ seatback ⑤ room

問22

He determined to do as he pleased.

He was determined to （ 22 ） his own.

① pick ② have ③ make ④ put ⑤ do

VI （問23—問26） (23) ～ (26) に入れるのに最も適当なものを，それぞれ下の①～⑤ のうちから一つずつ選びなさい。

問23

I have been very busy（　23　）this work for a month.

① with ② in ③ on ④ from ⑤ because

問24

Let's sit down and take a rest here,（　24　）we?

① are ② do ③ don't ④ shall ⑤ shall not

問25

He graduated from the school（　25　）honors.

① with ② at ③ on ④ from ⑤ for

問26

They are nearly（　26　）an age.

① of ② at ③ on ④ with ⑤ for

VII （問27—問31） 次の英文を読み，以下の英語の質問に答えなさい。

According to a new Gallup poll released in 2005, nearly half of American adults, or 87 million people, suffer from sleep-related problems. They have difficulty sleeping. Some are suffering from insomnia, which is defined as any severe problem falling asleep or staying asleep. Many Americans are tense, anxious, or worried about things, like work or family. In addition to stress in the workplace and families, the frantic pace of modern society is leaving more Americans awake at night. New statistics show that 43% of people have occasional or frequent insomnia cited as the primary cause. The prevalence of occasional insomnia increased from 27% in 1991 to 35% in 1995. Many people do not think that sleeplessness is a big enough problem to be concerned about. What is worse, since many people do not think that sleeplessness is a serious problem, they are reluctant to [問31] seek professional help.

Gallup poll ギャロップの世論調査

statistics 統計

prevalence 発生率

English for Medicine, Kinseido

問27　According to the reading, approximately how many people suffer from sleep-related problems in the USA?

① 50% of the population

② 27% of the population

③ 43% of the population

④ 35% of the population

問28　What does insomnia mean?

① when you cannot fall asleep

② when you cannot stay asleep

③ when you stay awake during the night

④ all of the above

問29　In this reading, what would NOT be a cause for stress?

① a busy job

② a fast-paced society

③ aging parents

④ a new car

問30　Which statement is true?

① Insomnia is decreasing in the USA.

② Insomnia is increasing in the USA.

③ Insomnia is not a big problem to anyone.

④ Insomnia is not the cause for sleeplessness.

問31　What is another word for "seek" in this sentence?

① search　　② ignore　　③ hide　　④ avoid

数　学

問題

30年度

第一期

(1) 解答は，答部分の □ の中の片仮名ア，イ，…，ウに，マークシートの－，±，0，1，2，…9 の記号や数字が，それぞれ一つずつ対応している。最も適当な記号や数字をマークシートのⅠの方のアから順に鉛筆で塗りつぶすこと。

(2) 答が分数になる場合，必ず既約分数（それ以上約分できない形の分数）にすること。

(3) 答に根号が現れる場合，根号の中は最も簡単な形にすること。例えば $\sqrt{12}$ の場合，$2\sqrt{3}$ のようにする。

---

1 次の各問いに答えよ。

(1) $16x^4 - y^4$ を因数分解すると，

$$\left(\boxed{ア}\,x^2 + \boxed{イ}\,y^2\right)\left(\boxed{ウ}\,x + \boxed{エ}\,y\right)\left(\boxed{オ}\,x + \boxed{カ\ キ}\,y\right)\ となる。$$

(2) $x = \dfrac{1}{1+\sqrt{2}+\sqrt{3}}$ ，$y = \dfrac{1}{1+\sqrt{2}-\sqrt{3}}$ のとき，

$$x + y = \boxed{ク} + \dfrac{\sqrt{\boxed{ケ}}}{\boxed{コ}}\ ,\quad xy = \dfrac{\sqrt{\boxed{サ}}}{\boxed{シ}}\ である。$$

(3) $5x^3 - 6x^2 - 29x + 6 = 0$ の解は，$\boxed{\text{ス}\ \text{セ}}$，$\dfrac{\boxed{\text{ソ}}}{\boxed{\text{タ}}}$，$\boxed{\text{チ}}$ である。

(4) 大，中，小 3 個のサイコロを投げるとき，目の積が 3 の倍数になる場合は，$\boxed{\text{ツ}\ \text{テ}\ \text{ト}}$ 通りである。

(5) 以下の不等式が成り立つとき

$$\log_2(x-1) > 1 + \log_4(x^2 - 3x + 2)$$

$\boxed{\text{ナ}} < x < \dfrac{\boxed{\text{ニ}}}{\boxed{\text{ヌ}}}$ である。

(6) 以下の式が成り立つとき

$$2^{3x+2} - 4^{x+1} + 2^x = 0$$

x の値は $\boxed{\text{ネ}\ \text{ノ}}$ である。

2　2次方程式 $x^2+kx-k-1=0$ の2つの解を a, b とする。

　　$a^2+b^2=26$ となるような定数 k は ハ ヒ と フ である。

　　ただし， ハ ヒ ＜ フ である。

　　また，

　　$k=$ ハ ヒ のとき，$a=$ ヘ ，$b=$ ホ

　　$k=$ フ のとき，$a=$ マ ミ ，$b=$ ム

　　ただし，$a<b$ とする。

$\boxed{3}$ $\cos 2\theta = x$ とおくとき，$T = \dfrac{\sin 5\theta + \sin \theta}{\sin \theta}$ を x の式で表すと

$T = \boxed{メ}\ x^2 + \boxed{モ}\ x$ となる。

また，

$\cos \dfrac{2\pi}{5}$ の値は $\dfrac{\boxed{ヤ\ ユ} + \sqrt{\boxed{ヨ}}}{\boxed{ラ}}$ となる。

4 三角形 OAB において,

$\overrightarrow{OA} = \vec{a}$, $\overrightarrow{OB} = \vec{b}$ とし, $|\vec{a}| = 3,\ |\vec{b}| = 2,\ \angle AOB = 60°$ とする。

点 A から対辺 OB に下した垂線を AH とし, $\angle AOB$ の 2 等分線が線分 AH と交わる点を C とする。さらに, 線分 BC の延長が辺 OA と交わる点を D とする。

このとき, 次の問に答えよ。

(1) $\vec{a} \cdot \vec{b}$ の値は $\boxed{\text{リ}}$ である。

(2) $\overrightarrow{OH} = \dfrac{\boxed{\text{ル}}}{\boxed{\text{レ}}}\ \vec{b}$ である。

(3) $\overrightarrow{OC} = \dfrac{\boxed{\text{ロ}}}{\boxed{\text{ワ}}}\ \vec{a} + \dfrac{\boxed{\text{ヲ}}}{\boxed{\text{ア}}}\ \vec{b}$ である。

(4) $\overrightarrow{OD} = \dfrac{\boxed{\text{イ}}}{\boxed{\text{ウ}}}\ \vec{a}$ である。

化 学

問題

30年度

第一期

設問は 20 題ある。

解答はそれぞれの設問の選択肢の中から 1 つ選び，解答用紙に問 1〜問 20 の該当する箇所を鉛筆でぬりつぶすこと。

必要があれば，気体定数 $R = 8.3 \times 10^3$ Pa・L/(K・mol) とし，原子量は次の値を使うこと。

H=1.0　　　　C=12　　　　O=16

問 1 － 2　次の原子またはイオンに関する設問に答えよ。

$$O^{2-} \quad Ne \quad Mg^{2+} \quad Al^{3+} \quad Cl^{-} \quad K^{+}$$

問 1　K殻に 2 個，L殻に 8 個，M殻に 8 個の電子をもつものはいくつあるか。

① 1つ　　　② 2つ　　　③ 3つ

④ 4つ　　　⑤ 5つ　　　⑥ 6つ

問 2　イオン半径が最も大きいものはどれか。

① O^{2-}　　　② Mg^{2+}　　　③ Al^{3+}　　　④ Cl^{-}　　　⑤ K^{+}

問 3　次の分子のうち，非共有電子対の数が最も多いものはどれか。

① メタン　　　② アンモニア　　　③ 水

④ フッ化水素　　　⑤ 硫化水素

問4 次の記述の正誤について，正しい組合せはどれか。

a 塩化水素分子の結合は，共有結合でできている。

b 二酸化炭素分子は，折れ線形分子である。

c アンモニアは，無極性分子である。

	a	b	c
①	正	正	正
②	正	正	誤
③	正	誤	正
④	正	誤	誤
⑤	誤	正	正
⑥	誤	正	誤
⑦	誤	誤	正
⑧	誤	誤	誤

問5 気体のモル体積と温度及び圧力の組合せのうち，正しいものはどれか。

	気体のモル体積 （L/mol）	温度 （℃）	圧力 （Pa）
①	22.4	0	1.013×10^3
②	22.4	0	1.013×10^5
③	22.4	25	1.013×10^{-3}
④	24.4	25	1.013×10^{-5}
⑤	24.4	25	1.013
⑥	24.4	0	1.013

第一薬科大学　30年度　（16）

問6　エタノール 23 g の完全燃焼に関する記述の正誤について，正しいものの組合せはどれか。

a　生成する二酸化炭素は，22 g である。

b　生成する水は，27 g である。

c　消費される酸素は，3.5 mol である。

d　本反応は，吸熱反応である。

e　本反応における反応物の総重量と生成物の総重量は等しい。

	a	b	c	d	e
①	正	誤	誤	正	誤
②	正	正	誤	正	正
③	誤	誤	誤	誤	誤
④	誤	正	誤	誤	正
⑤	正	誤	正	正	誤
⑥	正	正	正	正	正
⑦	誤	誤	正	誤	誤
⑧	誤	正	正	誤	正

問7　炭酸ナトリウム水溶液に塩酸を少しずつ加える中和反応を考える。この中和反応の中和点の判別に用いる指示薬として，最も適当なものはどれか。

① メチルオレンジのみ

② メチルレッドのみ

③ ブロモチモールブルーのみ

④ フェノールフタレインとメチルオレンジ

⑤ ブロモチモールブルーとメチルオレンジ

問8 次の記述のうち，正しいものはどれか。

① ニッケルは不動態を形成し，内部腐食を妨げることができる。

② 水銀は多くの金属と合金をつくり，これらはアルマイトとよばれる。

③ 鋼板（Fe）の表面に亜鉛をめっきしたものをブリキという。

④ 鋼板（Fe）の表面にスズをめっきしたものをトタンという。

⑤ リチウムは常温の水と反応し，酸素を発生する。

問9 体積 $100\,mL$ の容器に，$20℃$，$2.0×10^5\,Pa$ で純粋な気体を満たしたときと，容器を真空にしたときでは，質量に $0.25\,g$ の差が生じた。この気体の分子量として最も近い値はどれか。

① 26　　② 28　　③ 30　　④ 32　　⑤ 44

問10 $80℃$ で，$150\,g$ の硝酸カリウムを水 $100\,g$ に溶かした。この溶液を $27℃$ まで冷却したところ，硝酸カリウムが析出した。析出した硝酸カリウムの質量（g）はいくらか。ただし，硝酸カリウムは，水 $100\,g$ に対して，$27℃$ で $40\,g$，$80℃$ で $169\,g$ まで溶ける。

① 40　　② 70　　③ 90　　④ 110　　⑤ 130

問11　次の文章に最も関連の深い法則はどれか。

「物質が変化するときの反応熱の総和は，変化の前後の物質の種類・状態だけで決まり，変化の経路・方法には関係しない」

① 質量保存の法則

② 倍数比例の法則

③ ヘスの法則

④ 総熱量保存の法則

⑤ 気体反応の法則

問12　次の記述の正誤について，正しいものの組合せはどれか。

a　電解精練により純度99.99％以上の純銅を得ることができる。

b　銅の電気精錬では，ZnやFe等の不純物は陽極に析出する。

c　高純度なマグネシウム単体を得るには電気精錬が適している。

d　高純度なアルミニウム単体を得るには融解塩電解が適している。

e　高純度なアルミニウム単体をアルミナという。

	a	b	c	d	e
①	正	正	誤	正	誤
②	正	正	正	正	正
③	誤	正	誤	誤	誤
④	誤	正	正	誤	正
⑤	正	誤	誤	正	誤
⑥	正	誤	正	正	正
⑦	誤	誤	誤	誤	誤
⑧	誤	誤	正	誤	正

問13　平衡状態に関する記述のうち，正しいものはどれか。

① 反応が止まった状態である。

② 反応物と生成物の濃度が等しくなった状態である。

③ 反応物の濃度が 0 になった状態である。

④ 正反応と逆反応の反応速度が同じになった状態である。

⑤ 正反応と逆反応の反応速度の大きさが逆転した状態である。

問14　次の記述のうち，誤っているものはどれか。

① 水酸化ナトリウム水溶液は，炭酸水素ナトリウム水溶液より強い塩基性を示す。

② 炭酸ナトリウムに塩酸を加えると，最終的に炭酸水素ナトリウムが生成する。

③ 炭酸ナトリウム十水和物は，空気中に放置すると一水和物になるが，この現象を風解という。

④ 炭酸水素ナトリウムは重曹と呼ばれ，医薬品や消火剤などに利用される。

⑤ 炭酸水素ナトリウムを熱分解して発生する気体を，石灰水に通じると白濁する。

問15　次の文章に関する記述のうち，正しいものはどれか。

「試験管に小さく切った銅をいれ，希硝酸 5 mL を加え反応させたところ，気体（Ａ）を発生しながら，銅が完全に溶けた。この時の溶液（Ｂ）の色は，（Ｃ）になった。」

① 気体（Ａ）は，赤褐色の刺激臭をもつ。

② 気体（Ａ）は，一般に水上置換で捕集される。

③ 溶液（Ｂ）の色（Ｃ）は淡黄色である。

④ 溶液（Ｂ）に硫化水素を通じても，特に変化しない。

⑤ 溶液（Ｂ）に過剰のアンモニア水を加えると，赤褐色の水溶液になる。

問16　分子式 C_3H_6 で示される化合物の構造異性体の数はいくつか。

① 2つ　　② 3つ　　③ 4つ　　④ 5つ　　⑤ 6つ

問17　次の記述の正誤について，正しい組合せはどれか。

a　アルコールの官能基であるヒドロキシ基は水溶液中では電離しにくいので，水溶液は中性である。

b　アルコールは分子間で水素結合をつくっているため，同じくらいの分子量の炭化水素と比べると，沸点が低い。

c　ヒドロキシ基1個あたりの炭素原子数が3個までは，水によく溶ける。

	a	b	c
①	正	正	正
②	正	正	誤
③	正	誤	正
④	正	誤	誤
⑤	誤	正	正
⑥	誤	正	誤
⑦	誤	誤	正
⑧	誤	誤	誤

問18 次の記述のうち，正しいものの組合せはどれか。

a 脂肪油はオレイン酸やリノール酸のような高級不飽和脂肪酸のグリセリンエステルを多く含み，水素を付加させると融点が高くなる。

b 示性式 $C_{17}H_{29}COOH$ で示される鎖状の脂肪酸には，炭素原子間の二重結合が3つある。

c パルミチン酸，ステアリン酸は，不飽和脂肪酸である。

d 一般に，油脂は水やジエチルエーテルに溶けやすい。

① （a，b）　　② （a，c）　　③ （a，d）

④ （b，c）　　⑤ （b，d）　　⑥ （c，d）

問19 次のうち，主として起こる反応が付加反応であるものはどれか。

① ベンゼンと塩素を，鉄を触媒として反応させる。

② ベンゼンに塩素を通じながら，紫外線を当てて反応させる。

③ ベンゼンを，濃硝酸と濃硫酸の混合物と反応させる。

④ ベンゼンを，濃硫酸とともに加熱して反応させる。

⑤ メタンと塩素を混合し，紫外線を当てて反応させる。

問20 次の記述のすべてに当てはまる糖はどれか。

a 二糖類である。

b 加水分解すると2種類の単糖になる。

c 還元性を示す。

① グルコース　　② ラクトース　　③ スクロース

④ マルトース　　⑤ フルクトース

英 語

解答　30年度

第一期

I
〔解答〕
問1　④
問2　①
問3　②
問4　④
〔出題者が求めたポイント〕
問1　w**ea**lth [e]　　　　　desc**e**nd [e]
　　　ph**ea**sant [e]　　　　br**ea**the [i:]
問2　st**ou**t [au]　　　　　t**ou**ch [ʌ]
　　　p**u**mp [ʌ]　　　　　c**ou**sin [ʌ]
問3　ph**o**ne [ou]　　　　　**o**ven [ʌ]
　　　n**o**where [ou]　　　　disp**o**sal [ou]
問4　n**er**ve [ə:*r*]　　　　obs**er**ve [ə:*r*]
　　　univ**er**sity [ə:*r*]　　h**er**ald [er]

II
〔解答〕
問5　④
問6　③
問7　④
問8　①
〔出題者が求めたポイント〕
問5　em・plóy　　　　　　dis・pláy
　　　ob・jéc・tive　　　　yóung・ster
問6　li・brár・i・an　　　　pos・séss
　　　pos・si・bíl・i・ty　　her・sélf
問7　póck・et　　　　　　quár・ter
　　　wést・ern　　　　　a・cróss
問8　ac・a・dém・ic　　　pós・si・ble
　　　flá・vor　　　　　　rég・u・lar・ly

III
〔解答〕
問9　②
問10　③
問11　②
問12　①
問13　④
問14　②
〔出題者が求めたポイント〕
問9　as good as dead「死んだも同然」。
問10　by the time ～「～の時までには」。過去以前のことなので、過去完了形が正解。
問11　what he said「彼が言ったこと」。
問12　boring「(物事が)退屈な」。bored「(人が)退屈している」。
問13　the latter half of ～「～の後半」。

問14　be engaged in ～「～に従事している」。
〔問題文訳〕
問9　彼の会社は先月倒産した。そして、今や彼は死んだも同然だ。
問10　彼は、私が戻って来る時までに仕事を終えていた。
問11　私は、彼が言うことを信じることが出来なかった。
問12　その新しい映画は退屈だ。
問13　その戦争は 19 世紀後半に勃発した。
問14　彼は医療分野に従事していた。

IV
〔解答〕
問15　①
問16　①
問17　①
問18　④
〔出題者が求めたポイント〕
正解の英文
問15　What m**a**de you think I was married?
問16　Drop **in** and see me whenever you like.
問17　The same cause does not always give rise **to** the same effect.
問18　It is too difficult **a** book for me.

V
〔解答〕
問19　⑤
問20　①
問21　⑤
問22　②
〔出題者が求めたポイント〕
問19　For what are you here?「何のために君はここにいるの？」。
　　　What brings you here?「何が君をここへ連れてくるのか？」。
問20　I never saw him angry with anyone.「私は彼が誰かに怒るのを見たことがなかった」。
　　　I never saw him out of temper with anyone.「私は彼が誰かに対して腹を立てるのを見たことがなかった」。
問21　She gave up her seat for an old woman in the bus.「彼女はバスで老婦人に自分の席を譲った」。
　　　She made room for an old woman in the bus.「彼女はバスで老婦人に席を譲った」。
問22　He determined to do as he pleased.「彼は自分が好きなようにやる決心をした」。
　　　He was determined to have his own.「彼は自分がやりたいようにやる決心をした。(own の後に way が省

略されていると思われる。）

Ⅵ
〔解答〕
問 23　①
問 24　④
問 25　①
問 26　①
〔出題者が求めたポイント〕
問 23　be busy with ～「～で忙しい」。
問 24　Let's ～の付加疑問文は、shall we?
問 25　graduate with honors「優等で卒業する」。
問 26　of an age「同い年である」。

Ⅶ
〔解答〕
問 27　①
問 28　④
問 29　④
問 30　②
問 31　①
〔出題者が求めたポイント〕
問 27　この読み物によれば、米国でおよそ何人の人が
　　　睡眠関連の問題に苦しんでいるか？
　①　人口の 50%
　②　人口の 27%
　③　人口の 43%
　④　人口の 35%
問 28　不眠症は何を意味するか？
　①　眠りにつけないとき
　②　眠り続けられないとき
　③　夜間に目覚めているとき
　④　上記すべて
問 29　この読み物において、何がストレスの原因でな
　　　いと思われるか？
　①　忙しい仕事
　②　速いペースの社会
　③　老齢の親
　④　新しい車
問 30　どの文が真か？
　①　米国において不眠症は減っている。
　②　米国において不眠症は増えている。
　③　不眠症は誰にとっても大きな問題ではない。
　④　不眠症は不眠の原因ではない。
問 31　この文中の「seek（探し求める）」の別単語は何
　　　か？
　①　search（探す）
　②　ignore（無視する）
　③　hide（隠す）
　④　avoid（避ける）
〔全訳〕
　2005 年に発表された、新たなギャラップ社の世論調

査によると、アメリカの成人のほぼ半数、つまり 8,700
万人が睡眠関連の問題を抱えている。彼らは眠るのに苦
労する。不眠症に苦しんでいる人もいる。これは、眠り
につくことや、眠り続けることに何らかの重大な障害が
あるものと定義される。多くのアメリカ人は、仕事や家
族といった物事に、緊張したり、不安だったり、心配し
たりする。職場や家庭におけるストレスに加えて、現代
社会の狂乱のペースのせいで、より多くのアメリカ人が
夜も目覚めている。新たな統計によると、43%の人々が、
時折の、あるいは頻繁な不眠症が主な原因だと言う。時
折の不眠症の発生率は、1991 年の 27％から 1995 年の
35％に増加した。多くの人々は、不眠は心配するほど大
きな問題ではないと考えている。さらに悪いことに、多
くの人々が不眠を深刻な問題ではないと考えているの
で、彼らは専門的な支援を求めたがらない。

数　学

解答　30年度

第一期

1

〔解答〕

(1)

ア	イ	ウ	エ	オ	カキ
4	1	2	1	2	−1

(2)

ク	ケ	コ	サ	シ
1	2	2	2	4

(3)

ス	セ	ソ	タ	チ
−2	1	5	3	

(4)

ツテト
152

(5)

ナ	ニ	ヌ
2	7	3

(6)

ネノ
−1

〔出題者が求めたポイント〕

(1) 式の計算
$a^2-b^2=(a+b)(a-b)$ を使って因数分解する。

(2) 実数(平方根の計算)
$x=\dfrac{1}{a}$, $y=\dfrac{1}{b}$ のとき, $x+y=\dfrac{a+b}{ab}$
$xy=\dfrac{1}{ab}$ なので, ab を求める。
$(m+n)(m-n)=m^2-n^2$ を利用する。

(3) 高次方程式
$ax^3+bx^2+cx+d=0$ のとき, d の約数を x に代入して, 左辺＝0 になるものを探す。

(4) 場合の数
3の倍数にならない場合は大, 中, 小のサイコロの目がすべて3, 6以外の目が出るときである。
全体の場合の数から3の倍数にならない場合の数を引く。

(5) 対数関数
真数正より x の値の範囲を求める。……①
$\log_a b=\dfrac{\log_c b}{\log_c a}$, $r\log_c M=\log_c M^r$
$\log_c M+\log_c N=\log_c MN$
$c>1$ のとき, $\log_c f(x)>\log_c g(x) \Longleftrightarrow f(x)>g(x)$

(6) 指数関数
$a^{m+n}=a^m\cdot a^n$, $a^{mn}=(a^m)^n$
$2^x=t$ として, t の3次方程式にして解く。

〔解答のプロセス〕

(1) $16x^4-y^4=(4x^2)^2-(y^2)^2=(4x^2+y^2)(4x^2-y^2)$
$=(4x^2+y^2)(2x+y)(2x-y)$

(2) $(1+\sqrt{2}-\sqrt{3})(1+\sqrt{2}+\sqrt{3})$
$=(1+\sqrt{2})^2-(\sqrt{3})^2$
$=1+2\sqrt{2}+2-3=2\sqrt{2}$
$x+y=\dfrac{1+\sqrt{2}-\sqrt{3}+1+\sqrt{2}+\sqrt{3}}{2\sqrt{2}}=\dfrac{2+2\sqrt{2}}{2\sqrt{2}}$
$=1+\dfrac{2}{\sqrt{2}}=1+\dfrac{\sqrt{2}}{2}$

$xy=\dfrac{1}{2\sqrt{2}}=\dfrac{\sqrt{2}}{4}$

(3) $5x^3-6x^2-29x+6=0$
$x=\pm1$, ±2, ±3 を代入して, $x=-2$ で左辺が0になる。
$(x+2)(5x^2-16x+3)=0$
$(x+2)(5x-1)(x-3)=0$
従って, $x=-2$, $\dfrac{1}{5}$, 3

(4) 全体の場合は, $6^3=216$
3の倍数でない目は, 1, 2, 4, 5 の4通り。
目の積が3の倍数でない場合は, $4^3=64$
目の積が3の倍数になる場合は, $216-64=152$

(5) 真数正となる x の範囲を求める。
$x-1>0$ より $1<x$
$x^2-3x+2>0$ より $(x-1)(x-2)>0$
$x<1$, $2<x$ 共通範囲は, $2<x$ ……①
$\log_2(x-1)>1+\dfrac{\log_2(x^2-3x+2)}{\log_2 4}$, $(\log_2 4=2)$
$2\log_2(x-1)>2+\log_2(x^2-3x+2)$
$\log_2(x-1)^2>\log_2 4+\log_2(x^2-3x+2)$
$\log_2(x-1)^2>\log_2 4(x^2-3x+2)$
よって, $(x-1)^2>4(x^2-3x+2)$
$3x^2-10x+7<0$ より $(x-1)(3x-7)<0$
$1<x<\dfrac{7}{3}$ ……②

①, ②より $2<x<\dfrac{7}{3}$

(6) $2^2\cdot2^{3x}-4\cdot4^x+2^x=0$ より
$4\cdot(2^x)^3-4(2^x)^2+2^x=0$, $2^x=t$ とおく
$4\cdot t^3-4t^2+t=0$ より $t(4t^2-4t+1)=0$
$t(2t-1)^2=0$ よって, $t=2^x=0$, $\dfrac{1}{2}$
$2^x>0$ より $2^x=\dfrac{1}{2}$ 従って, $x=-1$

2

〔解答〕

ハヒ	フ	ヘ	ホ	マミ	ム
−6	4	1	5	−5	1

〔出題者が求めたポイント〕

2次方程式(解と係数)
$x^2-px+q=0$ の解を a, b とすると,
$a+b=p$, $ab=q$
$a^2+b^2=(a+b)^2-2ab$

〔解答のプロセス〕

$a+b=-k$, $ab=-k-1$
$a^2+b^2=(a+b)^2-2ab=k^2-2(-k-1)$
$=k^2+2k+2$

よって, $k^2+2k+2=26$
$k^2+2k-24=0$ より $(k+6)(k-4)=0$
従って, $k=-6, 4$
$k=-6$ のとき, $x^2-6x+5=0$
$(x-1)(x-5)=0$ 従って, $a=1, b=5$
$k=4$ のとき, $x^2+4x-5=0$
$(x+5)(x-1)=0$ 従って, $a=-5, b=1$

3
〔解答〕

メ	モ	ヤユ	ヨ	ラ
4	2	−1	5	4

〔出題者が求めたポイント〕
三角関数
$$\sin\alpha+\sin\beta=2\sin\frac{\alpha+\beta}{2}\cos\frac{\alpha-\beta}{2}$$
$$\sin(\alpha+\beta)=\sin\alpha\cos\beta+\sin\beta\cos\alpha$$
$$2\cos^2\theta=1+\cos 2\theta$$
を利用して, 分子を $\sin\theta\times(\cos 2\theta$ の式$)$ にする。
T の式に $\theta=\frac{2\pi}{5}$ を代入する。

〔解答のプロセス〕
$\sin 5\theta+\sin\theta=2\sin\frac{5\theta+\theta}{2}\cos\frac{5\theta-\theta}{2}$
$\qquad=2\sin 3\theta\cos 2\theta$
$\sin 3\theta=\sin(2\theta+\theta)=\sin 2\theta\cos\theta+\cos 2\theta\sin\theta$
$\qquad=2\sin\theta\cos^2\theta+\cos 2\theta\sin\theta$
$\qquad=\sin\theta(1+\cos 2\theta)+\sin\theta\cos 2\theta$
$\qquad=\sin\theta(2\cos 2\theta+1)$
よって,
$\sin 5\theta+\sin\theta=2\sin\theta(2\cos 2\theta+1)\cos 2\theta$
$\qquad=\sin\theta(4\cos^2 2\theta+2\cos 2\theta)$
$\qquad=\sin\theta(4x^2+2x)$
$T=\dfrac{\sin\theta(4x^2+2x)}{\sin\theta}=4x^2+2x$

$\theta=\dfrac{\pi}{5}$ より $\sin 5\theta=\sin\pi=0$
よって, $T=\dfrac{0+\sin\theta}{\sin\theta}=1$
よって, $4x^2+2x=1$, $4x^2+2x-1=0$
$x=\dfrac{-1\pm\sqrt{5}}{4}$ で $x>0$ より $x=\dfrac{-1+\sqrt{5}}{4}$

4
〔解答〕
(1) | リ |
    | 3 |
(2) | ル | レ |
    | 3 | 4 |
(3) | ロ | ワ | ヲ | ア |
    | 1 | 3 | 1 | 2 |
(4) | イ | ウ |
    | 2 | 3 |

〔出題者が求めたポイント〕
平面ベクトル

(1) $\vec{a}\cdot\vec{b}=|\vec{a}||\vec{b}|\cos\angle AOB$
(2) $\overrightarrow{OH}=\dfrac{OH}{OB}\vec{b}$, $OH=OA\cos\angle AOB$
(3) 直線 OC と辺 AB の交点を E とする。
$AE:EB=OA:OB$, $\overrightarrow{OE}=\dfrac{BE}{AB}\vec{a}+\dfrac{AE}{AB}\vec{b}$
$\overrightarrow{OC}=t\overrightarrow{OE}$, $\overrightarrow{AC}=s\overrightarrow{AH}$ として, $\vec{a}, \vec{b}$ で表していく。
$\overrightarrow{OC}=\overrightarrow{OA}+\overrightarrow{AC}=\overrightarrow{OA}+s\overrightarrow{AH}$ で $\vec{a}, \vec{b}$ で表し $\overrightarrow{OC}$ が等しいとして, $\vec{a}, \vec{b}$ の係数を連立方程式で s, t を求める。
(4) $\overrightarrow{BD}=p\overrightarrow{BC}$ として, $\overrightarrow{OD}=\overrightarrow{OB}+p\overrightarrow{BC}$ で $\vec{a}, \vec{b}$ で表し, $\vec{b}$ の係数が 0 となる p を求める。

〔解答のプロセス〕
(1) $\vec{a}\cdot\vec{b}=3\cdot 2\cos 60°=3$
(2) $OH=3\cos 60°=\dfrac{3}{2}$, $\dfrac{OH}{OB}=\dfrac{3}{2}\cdot\dfrac{1}{2}=\dfrac{3}{4}$
 従って, $\overrightarrow{OH}=\dfrac{3}{4}\vec{b}$

(3) 直線 OC と辺 AB の交点を E とする。
$AE:EB=3:2$, $\overrightarrow{OE}=\dfrac{2}{5}\vec{a}+\dfrac{3}{5}\vec{b}$
$\overrightarrow{OC}=t\overrightarrow{OE}$, $\overrightarrow{AC}=s\overrightarrow{AH}$ とする。
$\overrightarrow{OC}=\dfrac{2}{5}t\vec{a}+\dfrac{3}{5}t\vec{b}$
$\overrightarrow{AH}=\overrightarrow{OH}-\overrightarrow{OA}=-\vec{a}+\dfrac{3}{4}\vec{b}$
$\overrightarrow{OC}=\overrightarrow{OA}+s\overrightarrow{AH}=(1-s)\vec{a}+\dfrac{3}{4}s\vec{b}$
$\vec{a}\not\parallel\vec{b}$ より, $\dfrac{2}{5}t=1-s$, $\dfrac{3}{5}t=\dfrac{3}{4}s$
$s=\dfrac{4}{5}t$ より $\dfrac{2}{5}t=1-\dfrac{4}{5}t$
よって, $\dfrac{6}{5}t=1$ より $t=\dfrac{5}{6}$, $s=\dfrac{2}{3}$
従って, $\overrightarrow{OC}=\dfrac{2}{6}\vec{a}+\dfrac{3}{6}\vec{b}=\dfrac{1}{3}\vec{a}+\dfrac{1}{2}\vec{b}$

(4) $\overrightarrow{BD}=p\overrightarrow{BC}$ とする。
$\overrightarrow{BC}=\overrightarrow{OC}-\overrightarrow{OB}=\dfrac{1}{3}\vec{a}+\dfrac{1}{2}\vec{b}-\vec{b}=\dfrac{1}{3}\vec{a}-\dfrac{1}{2}\vec{b}$
$\overrightarrow{OD}=\overrightarrow{OB}+p\overrightarrow{BC}$
$\qquad=\vec{b}+\dfrac{1}{3}p\vec{a}-\dfrac{1}{2}p\vec{b}=\dfrac{1}{3}p\vec{a}+\left(1-\dfrac{1}{2}p\right)\vec{b}$
$1-\dfrac{1}{2}p=0$ より $p=2$
従って, $\overrightarrow{OD}=\dfrac{2}{3}\vec{a}$

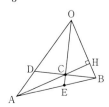

化 学

解答

30年度

第一期

■
〔解答〕

問1	2	問2	4	問3	4
問4	4	問5	2	問6	4
問7	5	問8	1	問9	3
問10	4	問11	3	問12	5
問13	4	問14	2	問15	2
問16	1	問17	3	問18	1
問19	2	問20	2		

〔出題者が求めたポイント〕

総合問題

〔解答のプロセス〕

問1　電子配置は Ar 型なので，Cl^- と K^+ の2つ。

問2　Ar 型のイオンの中で，核の陽子数が少ないものが最も大きい。よって $\underline{Cl^-}$

問3　最も多いのはフッ化水素の3組。

問4　a　水に溶けてイオンにはなるが，HCl はあくまで共有結合。

　　b　CO_2 は直線状。

　　c　アンモニアは N–H 結合の極性(双極子モーメント)が打ち消されないので，極性分子である。

問5　気体 1 mol は，標準状態($0℃$，1.013×10^5 Pa)で気体の種類によらず 22.4 L となる。

問6　$C_2H_5OH + 3O_2 \longrightarrow 2CO_2 + 3H_2O$

エタノールは分子量 46 なので，23 g は 0.5 mol

　　a　CO_2 は 1 mol = 44 g 生成する。

　　b　H_2O は 1.5 mol = 27 g 生成する。

　　c　O_2 は 1.5 mol 消費される。

　　d　燃焼はほぼ全て発熱反応である。

　　e　質量保存の法則。

以上から，正しいのは b と e。よって，④

問7　炭酸ナトリウムと塩酸の中和は二段階中和である。

　　$NaCO_3 + HCl \longrightarrow NaCl + NaHCO_3$

　　$NaHCO_3 + HCl \longrightarrow NaCl + H_2O + CO_2$

第一中和点の $NaHCO_3$ は塩基性を示すので，中性〜酸性の範囲に変色域のあるものを選ぶ。

問8　①　正しい。

　　②　水銀に他の金属を溶かした合金をアマルガムという。

　　③　亜鉛のめっきはトタン。

　　④　スズめっきはブリキ。

　　⑤　発生するのは水素。

問9　状態方程式にあてはめると，

$$2.0 \times 10^5 \times 0.1 = \frac{0.25}{M} \times 8.3 \times 10^3 \times 293$$

$$M = 30.3\cdots$$

問10

	溶液	溶質	溶媒	
80℃	250	150	100	(g)
↓				
27℃	140	40	100	

$150 - 40 = \underline{110 \text{g}}$

問12

　　a　正しい。

　　b　銅よりもイオン化傾向の大きい金属は，溶液に溶けるだけ。

　　c　マグネシウムは電気精錬できない(析出しないため)。

　　d　正しい。

　　e　アルミナは Al_2O_3。

問14　炭酸水素ナトリウムはもう一段階塩酸と反応する。

問15　希硝酸と銅との反応なので，A は NO，C は緑である。

　　$3Cu + 8HNO_3 \longrightarrow 3Cu(NO_3)_2 + 2NO + 4H_2O$

　　①　誤り。赤褐色は NO_2。

　　②　正しい。NO_2 とは異なり，NO は水にとけにくい。

　　③　誤り。C は緑色になる。

　　④　誤り。Cu^{2+} は酸性条件でも H_2S と沈殿をつくる。

　　⑤　誤り。$[Cu(NH_3)_4]^{2+}$ の深青色。

問16　$\underset{H}{\overset{CH_3}{}}C=C\underset{H}{\overset{H}{}}$ と $H_2C\overset{CH_2}{\underset{}{}}CH_2$ の2種。

問17　a　正しい。

　　b　誤り。理由は正しいが，沸点は高くなる。

　　c　正しい。アルコールは任意の割合で水にとけるが，炭素数が大きくなると炭化水素基の効果が大きくなり，水にとけにくくなる。

問18　a　正しい。

　　b　正しい。

　　c　ステアリン酸は飽和脂肪酸。

　　d　油脂は水にとけにくい。

問19　それぞれの生成物は

　　①クロロベンゼン，②ヘキサクロロシクロヘキサン，③ニトロベンゼン，④スルホン酸，⑤クロロメタン

問20　a で①グルコース，⑤フルクトースは除かれる。

　　b で④マルトースが除かれ，

　　c で③スクロースが除かれる。

　　よって，②ラクトース。

第一薬科大学入学試験解答用紙

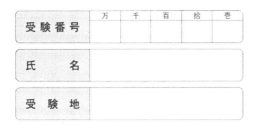

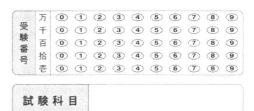

注意事項

解答方法は次のとおりである。

(1) 各問題について、最も適当と思った答えを選び、マークすること。

(2) マークは、○の中全体をHBの鉛筆で ● のように濃くぬりつぶすこと。

悪いマークの例　Ⓦ　Ⓥ　Ⓧ　⊖　Ⓘ　（採点されない）

(3) サインペン、ボールペン、インクは、使用しないこと。

(4) 解答を修正した場合は必ず「消しゴム」であとが残らないように完全に消すこと。

(5) 解答用紙が汚れると解答が無効になる場合があるので、折り曲げたり、汚したりしないよう、特に注意すること。

この解答用紙は124％に拡大すると、ほぼ実物大になります。

第一薬科大学 30年度 (28)

第一薬科大学入学試験解答用紙

記入方法　1. 解答は必ず左側（Ⅰの方）からマークして下さい。
　　　　　2. 記入は必ず**HBの黒鉛筆**で、◯の中を正確にぬりつぶして下さい。
　　　　　3. 訂正する場合は、消しゴムできれいに消して下さい。
　　　　　4. 解答用紙を汚したり、折り曲げたりしないで下さい。

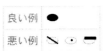

この解答用紙は124%に拡大すると、ほぼ実物大になります。

第一薬科大学入学試験解答用紙

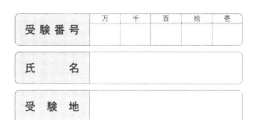
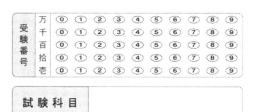

注意事項

解答方法は次のとおりである。

(1) 各問題について、最も適当と思った答えを選び、マークすること。

(2) マークは、○の中全体をHBの鉛筆で ● のように濃くぬりつぶすこと。

悪いマークの例 Ⓦ Ⓥ Ⓧ ⊖ ⓘ （採点されない）

(3) サインペン、ボールペン、インクは、使用しないこと。

(4) 解答を修正した場合は必ず「消しゴム」であとが残らないように完全に消すこと。

(5) 解答用紙が汚れると解答が無効になる場合があるので、折り曲げたり、汚したりしないよう、特に注意すること。

この解答用紙は124％に拡大すると、ほぼ実物大になります。

平成29年度

平成29年度

問 題 と 解 答

英　語

問題

29年度

第一期

設問は36題ある。

解答はそれぞれの設問の選択肢の中から１つ選び，解答用紙に
問１〜36の該当する番号を鉛筆でぬりつぶすこと。

I （**問１－問４**）　下線部の発音がほかの三つと異なるものを，①〜④のうちから
一つ選びなさい。

問1

① chance　　② flood　　③ nothing　　④ custom

問2

① spear　　② pioneer　　③ pearl　　④ hear

問3

① leaf　　② legal　　③ knee　　④ measure

問4

① coal　　② broad　　③ loan　　④ float

第一薬科大学 29 年度 (2)

Ⅱ （**問 5 － 問 8**） 第一アクセント(第一強勢)の位置がほかと異なるものを，①～④のうちから一つ選びなさい。

問 5

    ① circumstance   ② parade   ③ domestic   ④ survival

問 6

    ① reluctant   ② eliminate   ③ equipment   ④ temporary

問 7

    ① psychology   ② ministry   ③ obvious   ④ method

問 8

    ① account   ② discover   ③ prohibit   ④ complicated

III (問9―問14) (9) ～ (14) に入れるのに最も適当なものを，①～④のうちから一つ選びなさい。

問9

The radio broke (　9　) and our hopes fell to the ground on the isolated island.

① in 　　② out 　　③ down 　　④ through

問10

He went to the police station because he (　10　).

① caused his computer stolen 　　② had his computer stolen
③ got stolen his computer 　　④ was stolen his computer

問11

Even if immigrants work very hard in their new country, they might (　11　) it difficult to adapt themselves to the new culture.

① find 　　② hear 　　③ look 　　④ say

問12

After the fight, we talked thoroughly and (　12　).

① had better 　　② made in 　　③ took up 　　④ made up

問13

Mt. Fuji stands impressively （　13　） the blue sky.

①　behind　　②　among　　③　against　　④　over

問14

I always walk my dog along the beach, （　14　） the sea view.

①　being enjoyed　　　　②　enjoy

③　enjoying　　　　　　④　with enjoying

IV （問15—問18） 次の日本語の文を，その下にある文のように英訳したい。その際に必要な単語を指示に従って選びなさい。

問15 （ニ）にあてはまる単語はどれか？　その番号をマークしなさい。

その不況のせいで，100人もの従業者がやめさせられた。
Because of （　イ　）（　ロ　），（　ハ　）（　ニ　） as a hundred employees were （　ホ　）.

① recession　　② as　　　　③ fired　　④ many　　⑤ the

問16 （ニ）にあてはまる単語はどれか？　その番号をマークしなさい。

その警察官は，私がその大きな通りをまさに渡ろうとした時に，彼の笛を吹いた。
The policeman （　イ　）（　ロ　）（　ハ　） when I was （　ニ　）（　ホ　） cross the big street.

① his　　　　② about　　③ to　　　④ whistle　　⑤ blew

問17 （ハ）にあてはまる単語はどれか？　その番号をマークしなさい。

彼女はもう一度宿題をするように強いられた。
She （　イ　）（　ロ　）（　ハ　）（　ニ　）（　ホ　） homework again.

① made　　　② do　　　③ to　　　④ her　　　⑤ was

問18 （ハ）にあてはまる単語はどれか？　その番号をマークしなさい。

彼女は長くは待つ必要はなかったと言った。
She said （　イ　）（　ロ　）（　ハ　） had （　ニ　） wait （　ホ　）.

① long　　　② had　　　③ to　　　④ not　　　⑤ she

V (問19—問22) 以下に示す英文のペアをほぼ同じ意味（主旨）の文にしたい。その際に（19）～（22）の中に挿入する最も適切な語を選択肢の中から選びなさい。

問19

He is second to none in mathematics.

(19) equals him in mathematics.

① Nobody   ② Somebody   ③ Anybody

④ Everybody   ⑤ Nonebody

問20

She does not know how she should express her thanks.

She does not know how (20) express her thanks.

① from   ② with   ③ at   ④ to   ⑤ in

問21

I am very interested in this book.

This book is very interesting (21) me.

① in   ② from   ③ to   ④ into   ⑤ on

問22

It is better for you not to smoke.

You (22) smoke.

① have not better   ② not have better   ③ have better not

④ had not better   ⑤ had better not

VI

(**問23—問26**) (23) 〜 (26) に入れるのに最も適当なものを，それぞれ下の①〜⑤のうちから一つずつ選びなさい。

問23

His mother looks young for her age. So I took her (23) his sister.

① of   ② off   ③ from   ④ for   ⑤ in

問24

You should be more considerate (24) others.

① with   ② from   ③ of   ④ for   ⑤ in

問25

I owe (25) I am to my mother.

① as   ② which   ③ that   ④ what   ⑤ to

問26

She wants to go to Kumamoto city, (26) is famous for its castle.

① the place   ② to the place   ③ where

④ which   ⑤ in which

VII （問27—問31） 次の英文を読み，以下の英語の質問に答えなさい。

Everyone wants to live a long and healthy life. Some people are living a very long time. They're reaching the age of 100 and beyond. These special senior citizens are called "centenarians".

Centenarians used to be uncommon. 問30. That's not the case anymore. In 1963, there were 153 centenarians in Japan. By 2006, there were 28,395, with more than 700 in Okinawa. This "long-life club" now has more than 80,000 members in the USA.

Why do some people live so long? Many centenarians have long-lived relatives, so genes may be important. Yet elderly people also have bad habits like the rest of us. A large study was done by the Albert Einstein College of Medicine. It found that many centenarians smoke, drink, and overeat.

The secrets of long life remain a mystery, but scientists are searching for the answers. They're looking closely at genes and they're making new drugs. Before long, living to 100 (or longer) may be very common.

Reading Pass Intro, Nan'un-do

問27　What is the main idea of this reading?

　　① 　Medicine is changing our lives.

　　② 　More people are living to 100 years of age.

　　③ 　Genes cannot help us understand everything.

　　④ 　People in Okinawa are healthy.

問28　How many centenarians did Japan have in the early 21st century?

　　① 　153　　② 　700　　③ 　28,395　　④ 　80,000

問29　What is suggested about centenarians?

　　① 　They all have bad habits.

　　② 　Most of their relatives are also centenarians.

　　③ 　Overeating is their biggest problem.

　　④ 　Their genes may help them live longer.

問30　What does the sentence "That's not the case anymore" mean?

　　① 　It is different now.

　　② 　It is the same now.

　　③ 　There was more happening before.

　　④ 　The future will be the same.

問31　Which answer does NOT describe a centenarian's age?

　　① 　senior citizen　　　　② 　elderly

　　③ 　long-life club member　　④ 　genes

Ⅷ （**問32―問36**）　次の英文を読み，以下の質問に答えなさい。なお，問33については
アンダーライン部に入れる適切な言葉を選びなさい。

It is well known that sports nutrition has an effect on sports performance. The right combination of energy, minerals, and vitamins is essential for athletes to give maximum effort during training and events, and also for recovery afterward.

Let us first consider the energy that the body needs to exercise. There are basically three main energy sources: creatine, glycogen and fat. Creatine is used for short intense bursts of energy. Glycogen is made from carbohydrates, such as rice, pasta, potatoes and bread, and also sugary foods. Fat is often seen as a "bad food", but some fats are good for the body and also a rich energy source.

Protein, vitamins and minerals are essential for recovery. During exercise, muscles and energy systems become tired and damaged. They can recover if they can get enough protein, vitamins and minerals from sports drinks, protein supplements, or eating a well-balanced meal after exercise.

On top of this, we must not forget hydration. Poor hydration may not only result in poor performance, but also can lead to dehydration and exhaustion. Before exercising you can easily check if you are properly hydrated. Go to the toilet and if your urine is clear, you are fully hydrated.

Sports and English: Communicating with the World. Nan'un-do

問32　According to the reading, which is not a main source of energy?

① fat ② creatine ③ vitamins ④ glycogen

問33　We should have _____ after we exercise for recovery.

① a doughnut ② pasta ③ bread ④ a sports drink

問34　What needs recovery after exercise?

① fat ② muscles ③ minerals ④ hydration

問35　Which activity gives hydration?

① drinking water ② eating popcorn
③ muscle training ④ sleeping

問36　How do you know if you are properly hydrated?

① You can wake up easily.
② Your urine is clear when you go to the toilet.
③ You eat a well-balanced diet after exercise.
④ Your energy systems are tired.

数　学

問題　　　29年度

第一期

(1) 解答は，答部分の □ の中の片仮名ア，イ，…，ラに，マークシートの－，±，0，1，2，…9 の記号や数字が，それぞれ一つずつ対応している。最も適当な記号や数字をマークシートのⅠの方のアから順に鉛筆で塗りつぶすこと。

(2) 答が分数になる場合，必ず既約分数（それ以上約分できない形の分数）にすること。

(3) 答に根号が現れる場合，根号の中は最も簡単な形にすること。例えば $\sqrt{12}$ の場合，$2\sqrt{3}$ のようにする。

---

1 次の各問いに答えよ。

(1) $(3x-2y)^4$ を展開したとき，x^2y^2 の係数は ア イ ウ である。

(2) $\cos 140° - \cos 130° + \sin 50° - \sin 140° =$ を計算すると， エ となる。

(3) $0° < \theta \leqq 90°$ のとき，$2\cos 2\theta + 4\sin\theta - 3 = 0$ を解くと，$\theta =$ オ カ ° となる。

(4) $a = \dfrac{\sqrt{3}+2}{\sqrt{2}-1}$, $b = \dfrac{\sqrt{2}+1}{2-\sqrt{3}}$ のとき，$a - \dfrac{1}{b} = \boxed{\text{キ}}\sqrt{\boxed{\text{ク}}} + \boxed{\text{ケ}}$ である。

(5) 2次関数 $y = -2(x+2)(x-3)$ のグラフの

頂点の座標は $\left(\dfrac{\boxed{\text{コ}}}{\boxed{\text{サ}}}, \dfrac{\boxed{\text{シス}}}{\boxed{\text{セ}}} \right)$ である。

(6) 2次方程式 $2x^2 - 4x + 1 = 0$ の2つの解を α，β とするとき，

$\alpha^4 + \beta^4 = \dfrac{\boxed{\text{ソ タ}}}{\boxed{\text{チ}}}$ である。

(7) $y = \log_3 x + \log_3 (6-x)$ の最大値は，$x = \boxed{\text{ツ}}$ のとき，$\boxed{\text{テ}}$ である。

(8) a，b を実数とするとき，以下の $\boxed{\text{ト}}$ に入る正しい記述を次の ① 〜 ④ のうちから選べ。

$a + b = 7$ であることは，$a = 3$ かつ $b = 4$ であるための $\boxed{\text{ト}}$。

① 必要十分条件である

② 必要条件であるが十分条件ではない

③ 十分条件であるが必要条件ではない

④ 必要条件でも十分条件でもない

2 ∠AOB が直角，OA : OB が 3 : 1 である三角形 OAB がある。s は $0 < s < 1$ とし，辺 AB を $s : (1-s)$ に内分する点を P とし，OP を $s : (1-s)$ に内分する点を Q とする。また，線分 AQ の延長と OB の交点を R とする。$(\overrightarrow{\mathrm{OP}})$ と $(\overrightarrow{\mathrm{BQ}})$ が直交するとき次の問に答えよ。

(1) s の値は，$\dfrac{\boxed{\text{ナ}}}{\boxed{\text{ニ}}}$ となる。

(2) AR $= t$AQ とおくとき，$t = \dfrac{\boxed{\text{ヌ}\ \text{ネ}}}{\boxed{\text{ノ}\ \text{ハ}}}$ である。

(3) 三角形 OQR の面積と三角形 BPQ の面積の比を，最も簡単な整数の比で表すと，$\boxed{\text{ヒ}\ \text{フ}} : \boxed{\text{ヘ}\ \text{ホ}}$ である。

3   1, 2, 3, 4, 5, 6 と書かれたカードが 1 枚ずつある。これらを左から並べ，左端から数えて 1 番目から 3 番目の数字で作られる 3 桁の整数を A，4 番目から 6 番目の数字で作られる 3 桁の整数を B とする。例えば，並べた数字が左端から順に 3, 4, 1, 5, 2, 6 であれば，A = 341，B = 526 である。次の ☐ をうめよ。

(1) A が 600 以上となる A と B の組合せの総数は，| マ ミ ム | 通りある。

(2) A と B がともに偶数となる A と B の組合せの総数は，| メ モ ヤ | 通りある。

(3) A が 3 で割り切れる A と B の組合せの総数は，| ユ ヨ ラ | 通りある。

化　学

問題

29年度

第一期

設問は20題ある。

解答はそれぞれの設問の選択肢の中から１つ選び，解答用紙に問１～問20の該当する箇所を鉛筆でぬりつぶすこと。

必要があれば，アボガドロ定数 $N_A = 6.0 \times 10^{23}/mol$，標準状態における気体の体積は 22.4 L/mol，水のイオン積 $K_w = 1.0 \times 10^{-14} (mol/L)^2$ とし，原子量は次の値を使うこと。

H＝1.0　　C＝12　　N＝14　　O＝16　　Na＝23　　K＝39

問1　次の物質の組合せのうち，どちらも単体であるものはどれか。

① 黒鉛とオゾン　　　② 食塩水と塩化水素　　　③ 水素とメタン

④ 鉄とドライアイス　　　⑤ 氷とアルミニウム

問2　次の分子のうち，分子の形が直線形であるものはいくつあるか。

臭素	二酸化炭素	水	アンモニア
メタン	硫化水素	四塩化炭素	

① 1つ　　② 2つ　　③ 3つ　　④ 4つ　　⑤ 5つ　　⑥ 6つ

問3　次の記述のうち，正しいものはどれか。

① ナトリウム原子は，電子を1個放出するとマグネシウムと同じ電子配置になる。

② 18族元素がもつ価電子の数は，同一周期であれば他の族の元素よりも多い。

③ イオン化エネルギーの値が小さい原子ほど，一般に陽イオンになりやすい。

④ 水素原子と窒素原子の結合では，水素原子は負の電荷，窒素原子は正の電荷を帯びる。

⑤ ハロゲンの単体のような無極性分子にはファンデルワールス力は働かない。

問4　標準状態で5.0Lのプロパンに酸素20Lを混ぜて完全に燃焼させた。このとき，全体として減少した気体の体積 (L) は標準状態でいくらか。

①　4.0　　　②　5.0　　　③　12　　　④　15

⑤　18　　　⑥　20　　　⑦　24　　　⑧　25

問5　塩化ナトリウムの水に対する溶解度は30℃で38である。30℃の水20gに対して塩化ナトリウムは何gまで溶けるか。

①　3.8　　　②　7.6　　　③ 19　　　④　38　　　⑤ 76

問6　次の記述のうち，正しいものはどれか。

① マヨネーズは，液体の分散媒と液体の分散質による分散系である。

② 通常，コロイド粒子は，ろ紙およびセロハンを通過することができる。

③ コロイド溶液で見られるチンダル現象とは，溶媒分子がコロイド粒子に衝突することにより起こる。

④ タンパク質のような大きな分子が単独で分散したコロイドを会合コロイドという。

⑤ 透析とは，疎水コロイドに少量の電解質を加えて，コロイド粒子を沈殿させる操作をいう。

問7　次の溶液の水素イオン濃度（mol/L）を，大きいものから順に並べたものはどれか。

a　0.050 mol/L 水酸化カルシウム溶液

b　1.0 L 中に水酸化カリウム 0.56 g を含んでいる溶液

c　0.10 mol/L 硝酸溶液

① a＞b＞c　　② a＞c＞b　　③ b＞a＞c

④ b＞c＞a　　⑤ c＞a＞b　　⑥ c＞b＞a

問8　0.20 mol/L 希硫酸 25 mL に水酸化ナトリウム 0.10 g を加えた溶液の濃度（mol/L）はいくらか。

① 0.10　　② 0.15　　③ 0.20　　④ 0.30

⑤ 0.40　　⑥ 0.45　　⑦ 0.50　　⑧ 0.60

問9　酢酸ナトリウムに関する次の記述のうち，正しいものはどれか。

① 強酸と弱塩基からできた塩で，その溶液の液性は中性である。

② 強酸と弱塩基からできた塩で，その溶液の液性は酸性である。

③ 強酸と弱塩基からできた塩で，その溶液の液性は塩基性である。

④ 弱酸と強塩基からできた塩で，その溶液の液性は中性である。

⑤ 弱酸と強塩基からできた塩で，その溶液の液性は酸性である。

⑥ 弱酸と強塩基からできた塩で，その溶液の液性は塩基性である。

問10　次の化合物の組合せのうち，下線を引いた原子の酸化数が等しいものはどれか。

① $H_2\underline{O}_2$ と $H_2\underline{O}$ 　　　② $\underline{H}Cl$ と $Na\underline{H}$ 　　　③ $\underline{Cl}_2$ と $K\underline{Cl}O$

④ $H_2\underline{S}$ と $\underline{S}O_2$ 　　　⑤ $H_2\underline{S}O_4$ と $K\underline{Mn}O_4$ 　　　⑥ $\underline{C}H_4$ と $\underline{C}Cl_4$

⑦ $K\underline{Cl}O_3$ と $H_3\underline{P}O_4$ 　　　⑧ $H\underline{N}O_3$ と $\underline{N}O$

問11 次の反応式で示される化学平衡において，以下の条件 **a ～ c** を与えたときに起こる影響について正しい組合せはどれか。ただし，右に移行する場合は "→"，左に移行する場合は "←"，変化しない場合は "×" で表すものとする。

$$N_2 + 3H_2 = 2NH_3 + 92\,kJ$$

条件		
a 温度を上げる	**b** Neを加える	**c** 触媒を加える

	a	b	c
①	→	→	→
②	→	←	×
③	→	×	←
④	×	→	×
⑤	←	→	×
⑥	←	←	→
⑦	←	×	×
⑧	×	×	←

問12 1.0 L の容器に水素 2.0 mol，ヨウ素 2.0 mol を入れ，ある一定温度に保つとヨウ化水素が生じて平衡状態となった。この反応の平衡定数は 64 である。

$$H_2(気) + I_2(気) \rightleftharpoons 2HI(気)$$

同じ温度で，この容器にさらにヨウ化水素 2.0 mol を追加したところ，再び平衡状態となった。このとき存在しているヨウ化水素の物質量 (mol) はいくらか。

① 0.8　　② 1.6　　③ 2.4　　④ 3.2

⑤ 4.0　　⑥ 4.8　　⑦ 5.4　　⑧ 6.0

問13 次の記述の正誤について，正しい組合せはどれか。

a 水素化ナトリウムは，常温で水と激しく反応して水素を発生する。

b 食塩水を電気分解すると，酸素と塩素が発生する。

c 塩化物イオンを含む水溶液にヨウ素を加えると，塩素が発生する。

	a	b	c
①	正	正	正
②	正	正	誤
③	正	誤	正
④	正	誤	誤
⑤	誤	正	正
⑥	誤	正	誤
⑦	誤	誤	正
⑧	誤	誤	誤

問14 次の記述のうち，正しいものの組合せはどれか。

a 硫酸は，硫黄のオキソ酸である。

b 一酸化窒素は常温で水と反応し硝酸を生じる。

c リン酸は，無色の結晶で，潮解しやすい。

d 硫化水素は，強い酸化作用を示す。

① （a，b）　　② （a，c）　　③ （a，d）

④ （b，c）　　⑤ （b，d）　　⑥ （c，d）

問15 次の記述のうち，正しいものはどれか。

① 亜鉛は塩酸と反応するが，水酸化ナトリウム水溶液とは反応しない。

② 酸化アルミニウムは水にも塩酸にもよく溶ける。

③ 鉄は，塩酸や濃硝酸と反応し，水素を発生して溶ける。

④ 二クロム酸イオンは，硫酸酸性水溶液中で強い酸化剤として作用する。

⑤ 銅と亜鉛の合金は青銅（ブロンズ）とよばれ，耐食性にすぐれる。

問16 Pb^{2+} と Cu^{2+} の２つの金属イオンが含まれる水溶液に次の試薬を加えたとき，一方だけを沈殿として分離することができるものはいくつあるか。

a 少量の水酸化ナトリウム水溶液

b 過剰量の水酸化ナトリウム水溶液

c 少量のアンモニア水

d 過剰量のアンモニア水

e 希塩酸

f 硫化水素

① 1つ　　② 2つ　　③ 3つ　　④ 4つ　　⑤ 5つ　　⑥ 6つ

問17 次のアルコールのうち，第三級アルコールはどれか。

①
$$H_3C-CH_2-OH$$

②
$$H_3C-\underset{\underset{CH_3}{|}}{\overset{\overset{H}{|}}{C}}-OH$$

③
$$H_3C-\underset{\underset{CH_3}{|}}{\overset{\overset{CH_3}{|}}{C}}-CH_2-OH$$

④
$$H_3C-\underset{\underset{CH_3}{|}}{\overset{\overset{H}{|}}{C}}-CH_2-OH$$

⑤
$$H_3C-\underset{\underset{CH_3}{|}}{\overset{\overset{CH_3}{|}}{C}}-OH$$

問18 ブロモエタンの合成法として，最も適当なものはどれか。

① アセチレンに臭素を反応させる。

② エチレンに臭素を反応させる。

③ アセチレンに臭化水素を反応させる。

④ エチレンに臭化水素を反応させる。

⑤ メタンに光を当てながら臭素を反応させる。

問19 次の化合物のうち，ヨードホルム反応を起こし，また，フェーリング液を還元するものはどれか。

① HCOOH ② HCHO ③ CH₃CHO
④ CH₃OH ⑤ CH₃CH₂OH

問20 次の反応経路図において，空欄 A および B に当てはまる化合物の正しい組合せはどれか。

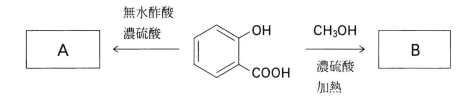

	A	B
①	サリチル酸メチル	アセチルサリチル酸
②	サリチル酸メチル	フタル酸メチル
③	アセチルサリチル酸	サリチル酸メチル
④	アセチルサリチル酸	フタル酸メチル
⑤	フタル酸メチル	サリチル酸メチル
⑥	フタル酸メチル	アセチルサリチル酸

英 語

解答

29年度

Ⅰ
〔解答〕
問1 ①　　問2 ③　　問3 ④　　問4 ②
〔出題者が求めたポイント〕
問1 ① [æ]　② [ʌ]　③ [ʌ]　④ [ʌ]
問2 ① [iə]　② [iə]　③ [iə]　④ [iə]
問3 ① [i:]　② [i:]　③ [i:]　④ [e]
問4 ① [ou]　② [ɔ:]　③ [ou]　④ [ou]

Ⅱ
〔解答〕
問5 ①　　問6 ④　　問7 ①　　問8 ④
〔出題者が求めたポイント〕
問5 ① círcumstance　② paráde
　　 ③ doméstic　　　④ survíval
問6 ① relúctant　　　② elíminate
　　 ③ equípment　　 ④ témporary
問7 ① psychólogy　　② mínistry
　　 ③ óbvious　　　 ④ méthod
問8 ① accóunt　　　 ② discóver
　　 ③ prohíbit　　　④ cómplicated

Ⅲ
〔解答〕
問9 ③　　問10 ②　　問11 ①　　問12 ④
問13 ③　　問14 ③
〔出題者が求めたポイント〕
問9 break down「壊れる」
問10 have + O + Vp.p. で「O を～される」
問11 find + O + C で「O を C だと思う」。find it difficult to adapt ～の it は to adapt ～を指す仮目的語
問12 make up で「仲直りをする」
問13 against ～「～を背景に」
問14 分詞構文なので、enjoying が正解
〔全訳〕
問9 ラジオが壊れたので、絶海の孤島で我々の希望は絶えた。
問10 コンピュータを盗まれたので、彼は交番へ行った。
問11 たとえ移民たちが新しい国で懸命に働いていても、新たな文化に適応するのを困難だと思っているかも知れない。
問12 ケンカの後、我々は徹底的に話をして仲直りした。
問13 富士山は青空を背景に印象的に立っている。
問14 私はいつも、海の眺めを楽しみながら、海岸沿いに犬を散歩させる。

Ⅳ
〔解答〕
問15 ④　　問16 ②　　問17 ③　　問18 ④
〔出題者が求めたポイント〕
正解の英文
問15 Because of the recession, as <u>many</u> as a hundred employees were fired.
問16 The policeman blew his whistle when I was <u>about</u> to cross the big street.
問17 She was made <u>to</u> do her homework again.
問18 She said she had <u>not</u> had to wait long.

Ⅴ
〔解答〕
問19 ①　　問20 ④　　問21 ③　　問22 ⑤
〔出題者が求めたポイント〕
問19 second to none「誰にも負けない」。equal ～「～に匹敵する」
問20 how to V「～の仕方」
問21 interesting to ～「～にとって興味深い」
問22 had better V の否定は、had better not V

Ⅵ
〔解答〕
問23 ④　　問24 ③　　問25 ④　　問26 ④
〔出題者が求めたポイント〕
問23 take A for B「A を B だと思う」
問24 be considerate of ～「～に思いやりのある」
問25 owe A to B「A を B に負う」。what I am「現在の私」
問26 is の主語になるので名詞が入る。関係代名詞の which が正解。the place は、and the place なら可
〔全訳〕
問23 彼の母は歳の割には見た目が若い。それで、私は彼女を彼の妹だと思った。
問24 君は他人にもっと思いやりを持つべきだ。
問25 今の私があるのは母のおかげだ。
問26 彼女は、お城で有名な熊本市に行った。

Ⅶ
〔解答〕
問27 ②　　問28 ③　　問29 ④　　問30 ①
問31 ④
〔出題者が求めたポイント〕
問27 この文章の趣旨は何か。
　① 薬が我々の生活を変える。
　② より多くの人が100歳まで生きている。
　③ 遺伝子は、我々がすべてを理解する手助けをしない。
　④ 沖縄の人は健康だ。

問28　21世紀初頭に、日本にはセンテナリアンが何人いたか。
① 153人　② 700人　③ 28,395人
④ 80,000人
問29　センテナリアンについて、何が示されているか。
① 彼らは全員悪習慣を持っている。
② 彼らの親戚の多くもまたセンテナリアンだ。
③ 食べ過ぎが彼らの最大の問題。
④ 彼らの遺伝子が長生きを手助けしているかも知れない。
問30「それはもはや実状ではない」という文はどんな意味か。
① それは、今は異なる。
② それは、今も同じだ。
③ 以前はもっと発生していた。
④ 未来は同じだろう。
問31　どの解答が100歳以上の人を記述していないか。
① 高齢者
② お年寄り
③ 長寿クラブのメンバー
④ 遺伝子

〔全訳〕
　誰もが長く、健康な人生を行いたい。ある人は、とても長生きをする。彼らは100歳かそれ以上の年齢に達する。こうした特別な高齢者は「センテナリアン」と呼ばれる。
　センテナリアンはかつて珍しかった。それはもはや実状ではない。1963年、日本には153人のセンテナリアンがいた。2006年には28,395人おり、700人以上が沖縄にいた。この「長寿クラブ」は今や、アメリカでは80,000人以上のメンバーがいる。
　なぜある人々はこんなに長生きなのか。多くのセンテナリアンには、長生きの親戚がいる。だから遺伝子が重要かも知れない。しかし高齢者はまた、我々と同じように悪習慣を持っている。アルベルト・アインシュタイン医学校で大規模な研究が行われた。それによると、多くのセンテナリアンが喫煙、飲酒、そして過食であることが分かった。
　長寿の秘密は謎のままだが、科学者たちは答えを探し求めている。彼らは遺伝子を詳しく調べ、新たな薬を作っている。まもなく、100歳まで（あるいはもっと長く）生きることがごく普通になるかも知れない。

VIII
〔解答〕
問32 ③　　問33 ④　　問34 ②　　問35 ①
問36 ②
〔出題者が求めたポイント〕
問32　この文章によれば、どれが主なエネルギー源でないか。
① 脂肪　② クレアチン　③ ビタミン
④ グリコーゲン
問33　我々は運動後、回復のために_____を摂るべきだ。
① ドーナツ　② パスタ　③ パン
④ スポーツドリンク
問34　運動後、何が回復を必要としているのか。
① 脂肪　② 筋肉　③ ミネラル
④ 水分補給
問35　どの活動が水分補給をするか。
① 水を飲むこと
② ポップコーンを食べること
③ 筋肉トレーニング
④ 睡眠
問36　適切な水分補給はどうして分かるか。
① 容易に目覚められる。
② トイレに行ったとき、尿が澄んでいる。
③ 運動後、バランスの取れた食事をする。
④ エネルギーシステムが疲労している。
〔全訳〕
　スポーツ栄養がスポーツの成績に影響を与えることはよく知られている。エネルギー、ミネラル、そしてビタミンの正しい組み合わせが、トレーニングや競技中、さらにその後の回復に不可欠である。
　まず、運動をするために体が必要とするエネルギーを考えよう。基本的に3つの主なエネルギー源がある。それは、クレアチン、グリコーゲン、そして脂肪だ。クレアチンは短期的な集中したエネルギーの爆発に使用される。グリコーゲンは、コメ、パスタ、ポテト、そしてパン、さらには砂糖を含む食べ物といった炭水化物から作られる。脂肪はしばしば「悪い食べ物」と見なされる。しかし、ある脂肪は体に良いし、豊かなエネルギー源でもある。
　タンパク質、ビタミン、ミネラルは回復に不可欠だ。運動中、筋肉とエネルギーシステムは疲労し、損傷する。これらは、運動後十分なタンパク質、ビタミン、ミネラルをスポーツドリンク、プロテインサプリメント、あるいはバランスの取れた食事を食べれば、回復できる。
　さらに、我々は水分補給を忘れてはいけない。不十分な水分補給は、成績不振をもたらすだけではなく、脱水症や極度の消耗をもたらすことがある。運動前に、水分補給が適切かどうか簡単にチェックできる。トイレに行って尿が澄んでいるなら、水分補給は十分である。

第一薬科大学 29年度 (27)

数　学

解答　　29年度

❶

〔解答〕

(1)

ア	イ	ウ
2	1	6

(2)

エ
0

(3)

オ	カ
3	0

(4)

キ	ク	ケ
2	6	4

(5)

コ	サ	シ	ス	セ
1	2	2	5	2

(6)

ソ	タ	チ
1	7	2

(7)

ツ	テ
3	2

(8)

ト
②

〔出題者が求めたポイント〕

(1) 二項定理
$$(a+b)^n = \sum_{r=0}^{n} {}_nC_r a^r b^{n-r}$$
$n=4$, r を調べて, ${}_nC_r a^r b^{n-r}$ を求める。

(2) 三角比
$\sin(180° - \theta) = \sin\theta$, $\cos(180° - \theta) = -\cos\theta$
$\sin(90° - \theta) = \cos\theta$, $\cos(90° - \theta) = \sin\theta$

(3) 三角関数
$$\cos 2\theta = 1 - 2\sin^2\theta$$
$\sin\theta$ についての 2 次方程式を解く。

(4) 無理数
$(a+b)(a-b) = a^2 - b^2$ を利用して, 分母を有理化して計算する。

(5) 2 次関数
$y = ax^2 + bx + c$ を $y = a(x-p)^2 + q$ に式変形する。頂点は, (p, q)

(6) 2 次方程式の解と係数
$ax^2 + bx + c = 0$ の解を α, β とすると,
$$\alpha + \beta = -\frac{b}{a}, \quad \alpha\beta = \frac{c}{a}$$
$$\alpha^2 + \beta^2 = (\alpha+\beta)^2 - 2\alpha\beta$$
$$\alpha^4 + \beta^4 = (\alpha^2 + \beta^2)^2 - 2(\alpha\beta)^2$$

(7) 対数関数
$$\log_C A + \log_C B = \log_C AB$$
AB を平方完成させる。

(8) 論理
$p \Longrightarrow q$ が真のとき, q は p であるための必要条件, p は q であるための十分条件。
$p \Longrightarrow q$, $q \Longrightarrow p$ の真偽を調べる。

〔解答のプロセス〕

(1) $(3x - 2y)^4$ で, ${}_4C_r(3x)^r(-2y)^{4-r}$ とすると文字は, $x^r y^{4-r}$ より $r = 2$
係数は, ${}_4C_2(3)^2(-2)^{4-2} = 6 \times 9 \times 4 = 216$

(2) $\cos 140° = \cos(180° - 40°) = -\cos 40°$
$\cos 130° = \cos(180° - 50°) = -\cos 50°$
$\qquad\qquad = -\cos(90° - 40°) = -\sin 40°$
$\sin 50° = \sin(90° - 40°) = \cos 40°$
$\sin 140° = \sin(180° - 40°) = \sin 40°$ より
$\cos 140° - \cos 130° + \sin 50° - \sin 140°$

$\qquad = -\cos 40° + \sin 40° + \cos 40° - \sin 40° = 0$

(3) $2\cos 2\theta + 4\sin\theta - 3 = 0$ より
$\qquad 2(1 - 2\sin^2\theta) + 4\sin\theta - 3 = 0$
$\qquad 4\sin^2\theta - 4\sin\theta + 1 = 0$
$\qquad (2\sin\theta - 1)^2 = 0$ よって, $\sin\theta = \dfrac{1}{2}$
従って, $\theta = 30°$

(4) $a - \dfrac{1}{b} = \dfrac{\sqrt{3} + 2}{\sqrt{2} - 1} - \dfrac{2 - \sqrt{3}}{\sqrt{2} + 1}$
$\qquad = \dfrac{(2+\sqrt{3})(\sqrt{2}+1)}{(\sqrt{2}-1)(\sqrt{2}+1)} - \dfrac{(2-\sqrt{3})(\sqrt{2}-1)}{(\sqrt{2}+1)(\sqrt{2}-1)}$
$\qquad = (2\sqrt{2} + 2 + \sqrt{6} + \sqrt{3}) - (2\sqrt{2} - 2 - \sqrt{6} + \sqrt{3})$
$\qquad = 2\sqrt{6} + 4$

(5) $y = -2(x+2)(x-3) = -2(x^2 - x - 6)$
$\qquad = -2\left\{\left(x - \dfrac{1}{2}\right)^2 - \dfrac{1}{4} - 6\right\}$
$\qquad = -2\left(x - \dfrac{1}{2}\right)^2 + \dfrac{25}{2}$
頂点の座標は, $\left(\dfrac{1}{2}, \dfrac{25}{2}\right)$

(6) $2x^2 - 4x + 1 = 0$ の 2 つの解を α, β とする
$\qquad \alpha + \beta = \dfrac{4}{2} = 2, \quad \alpha\beta = \dfrac{1}{2}$
$\qquad \alpha^2 + \beta^2 = (\alpha+\beta)^2 - 2\alpha\beta = 4 - 1 = 3$
$\qquad \alpha^4 + \beta^4 = (\alpha^2 + \beta^2)^2 - 2(\alpha\beta)^2 = 9 - 2\cdot\dfrac{1}{4} = \dfrac{17}{2}$

(7) $y = \log_3 x + \log_3(6-x) = \log_3 x(6-x)$
$\qquad = \log_3(-x^2 + 6x)$
$\qquad = \log_3\{-(x-3)^2 + 9\}$
$x = 3$ のとき, $y = \log_3 9 = 2$ が最大値

(8) $a + b = 7 \Longrightarrow a = 3$ かつ $b = 4$ （偽）
$a = 4$, $b = 3$ でもよい。
$a = 3$ かつ $b = 4 \Longrightarrow a + b = 7$ （真）
従って, $a + b = 7$ であることは, $a = 3$ かつ $b = 4$ であるための必要条件であるが十分条件でない。②

❷

〔解答〕

(1)

ナ	ニ
4	5

(2)

ヌ	ネ	ノ	ハ
2	5	2	1

(3)

ヒ	フ	ヘ	ホ
6	4	2	1

〔出題者が求めたポイント〕

平面ベクトル

(1) 線分 AB を $m : n$ の比に内分する点 P は,
$$\overrightarrow{OP} = \frac{n\overrightarrow{OA} + m\overrightarrow{OB}}{m+n}$$
$$|\overrightarrow{OA}| = 3|\overrightarrow{OB}|$$

$\overrightarrow{OP}$, $\overrightarrow{OQ}$, $\overrightarrow{BQ}$ を $\overrightarrow{OA}$, $\overrightarrow{OB}$ で表す。

$\overrightarrow{OP} \perp \overrightarrow{BQ} \Longleftrightarrow \overrightarrow{OP} \cdot \overrightarrow{BQ} = 0$

から s を求める。

(2) $\overrightarrow{OQ}$, $\overrightarrow{AQ}$ を求める。$\overrightarrow{OR} = \overrightarrow{OA} + t\overrightarrow{AQ}$ として，$\overrightarrow{OA}$ の係数が 0 となる t を求める。

(3) △OQB の面積：△PQB の面積 $= OQ : QP$

△OQR の面積：△BQR の面積 $= OR : RB$

〔解答のプロセス〕

(1) $\overrightarrow{OP} = (1-s)\overrightarrow{OA} + s\overrightarrow{OB}$

$\overrightarrow{OQ} = s\overrightarrow{OP}$

$\quad = s(1-s)\overrightarrow{OA} + s^2\overrightarrow{OB}$

$\overrightarrow{BQ} = \overrightarrow{OQ} - \overrightarrow{OB} = s(1-s)\overrightarrow{OA} + (s^2-1)\overrightarrow{OB}$

$\overrightarrow{OP} \cdot \overrightarrow{BQ} = s(1-s)^2|\overrightarrow{OA}|^2$

$\quad + \{(1-s)(s^2-1) + s^2(1-s)\}\overrightarrow{OA} \cdot \overrightarrow{OB} + s(s^2-1)|\overrightarrow{OB}|^2$

ここで，$\overrightarrow{OA} \cdot \overrightarrow{OB} = 0$, $|\overrightarrow{OA}| = 3|\overrightarrow{OB}|$ だから

$\overrightarrow{OP} \cdot \overrightarrow{BQ} = 9s(1-s)^2|\overrightarrow{OB}|^2 + s(s^2-1)|\overrightarrow{OB}|^2$

よって，$9s(1-s)^2 + s(s^2-1) = 0$

$s(1-s)\{9(1-s) - (1+s)\} = 0$

$2s(1-s)(4-5s) = 0$

$s \ne 0$, 1　だから従って，　$s = \dfrac{4}{5}$

(2) $\overrightarrow{OP} = \dfrac{1}{5}\overrightarrow{OA} + \dfrac{4}{5}\overrightarrow{OB}$, $\overrightarrow{OQ} = \dfrac{4}{25}\overrightarrow{OA} + \dfrac{16}{25}\overrightarrow{OB}$

$\overrightarrow{AQ} = \overrightarrow{OQ} - \overrightarrow{OA} = -\dfrac{21}{25}\overrightarrow{OA} + \dfrac{16}{25}\overrightarrow{OB}$

$\overrightarrow{OR} = \overrightarrow{OA} + t\overrightarrow{AQ}$　とする。　$(\overrightarrow{AR} = t\overrightarrow{AQ})$

$\overrightarrow{OR} = \left(1 - \dfrac{21}{25}t\right)\overrightarrow{OA} + \dfrac{16}{25}t\overrightarrow{OB}$

$1 - \dfrac{21}{25}t = 0$　より　$t = \dfrac{25}{21}$

(3) $\overrightarrow{OR} = \dfrac{16}{25} \cdot \dfrac{25}{21}\overrightarrow{OB} = \dfrac{16}{21}\overrightarrow{OB}$

$OR : RB = \dfrac{16}{21} : \left(1 - \dfrac{16}{21}\right) = 16 : 5$

$S(\triangle OPB)$ が △OPB の面積を表わすとする。

$S(\triangle OPB) = x$ とする。

$S(\triangle BOQ) : S(\triangle BPQ) = 4 : 1$ より

$S(\triangle BOQ) = \dfrac{4}{5}x$, $S(\triangle BPQ) = \dfrac{1}{5}x$

$S(\triangle OQR) : S(\triangle RQB) = 16 : 5$ より

$S(\triangle OQR) = \dfrac{16}{21}\left(\dfrac{4}{5}x\right) = \dfrac{64}{105}x$

$S(\triangle OQR) : S(\triangle BPQ) = \dfrac{64}{105} : \dfrac{1}{5} = 64 : 21$

3

〔解答〕

(1)

マ	ミ	ム
1	2	0

(2)

メ	モ	ヤ
1	4	4

(3)

ユ	ヨ	ラ
2	8	8

〔出題者が求めたポイント〕

場合の数

A の 100 の位を a_1，10 の位を a_2，1 の位を a_3 とし，
B の 100 の位を b_1，10 の位を b_2，1 の位を b_3 とする。

(1) $a_1 + b_1 \geqq 6$ の場合の数を調べる。それぞれの場合について，残り 4 つの数を a_2, a_3, b_2, b_3 に並べる。$a_1 + b_1 = 5$ の場合に，$a_2 + b_2 \geqq 10$ となる場合を調べる。

(2) a_3, b_3 に偶数を並べる。それぞれに残り 4 つの数を a_1, a_2, b_1, b_2 に並べる。

(3) $a_1 + a_2 + a_3 = 3$ の倍数になる a_1, a_2, a_3 を調べる。それぞれについて，残り 3 つの数を b_1, b_2, b_3 に並べる。

〔解答のプロセス〕

A の 100 の位を a_1，10 の位を a_2，1 の位を a_3 とし，
B の 100 の位を b_1，10 の位を b_2，1 の位を b_3 とする。

(1) A が 600 以上になるときは，$a_1 = 6$ のときである。
あとは，
a_2, a_3, b_1, b_2, b_3 に数字を並べればよいので，
$5! = 120$

(2) 偶数 2, 4, 6 を a_3, b_3 に並べる。
$_3P_2 = 3 \times 2 = 6$
残り 4 つの数を a_1, a_2, b_1, b_2 に並べる。$4!$
$6 \times 4! = 6 \times 24 = 144$

(3) $a_1 + a_2 + a_3 = 3$ の倍数となる a_1, a_2, a_3 は
$(1, 2, 3)$, $(1, 2, 6)$, $(1, 3, 5)$, $(1, 5, 6)$
$(2, 3, 4)$, $(2, 4, 6)$, $(3, 4, 5)$, $(4, 5, 6)$
の 8 通り。
これら 3 つの数を a_1, a_2, a_3 に並べる。$3! = 6$
残り 3 つの数を b_1, b_2, b_3 に並べる。$3! = 6$
従って，$8 \times 6 \times 6 = 288$

化 学

解答

29年度

〔解答〕

問1. ①　　問2. ②　　問3. ③　　問4. ③　　問5. ②

問6. ①　　問7. ⑥　　問8. 解答不能　　問9. ⑥

問10. ⑦　　問11. 解答不能　　問12. ⑥　　問13. ④

問14. ②　　問15. ④　　問16. ③　　問17. ⑤

問18. ④　　問19. ③　　問20. ③

〔出題者が求めたポイント〕

全範囲小問集合

〔解答のプロセス〕

問1. ①黒鉛は C，オゾンは O_3 でともに単体

②食塩水は NaCl と H_2O の混合物　塩化水素 HCl は
化合物　　③水素 H_2 は単体，メタン CH_4 は化合物

④鉄 Fe は単体，ドライアイス CO_2 は化合物

⑤氷 H_2O は化合物，アルミニウム Al は単体

問2. 臭素 Br_2 は直線形　　二酸化炭素 CO_2 は直線形

水 H_2O は折れ線形　　アンモニア NH_3 は三角錐形

メタン CH_4 は正四面体形　　硫化水素は折れ線形

四塩化炭素 CCl_4 は正四面体形

問3. ①$_{11}$Na から電子が1個取れると $_{10}$Ne と同じ電子
配置となる。　②18族元素は反応をしないので価電
子は0としている。最外殻電子の数は8で，他の族の
元素より多い。　③正　イオン化エネルギーが小さい
＝電子を取り除くのに必要なエネルギーが少ない。

④電気陰性度の小さい方の水素が正，大きい方の窒素
が負の電気を帯びる。　⑤ファンデルワールス力は分
子間の相互作用による力なので，どのような分子の間
でも働く。

問4. $C_3H_8 + 5O_2 \longrightarrow 3CO_2 + 4H_2O$(液体)

反応式の係数の比は気体の体積の比を表わすから，
プロパン 4.0 L と酸素 20 L が反応して，二酸化炭素
12 L が生じるとわかる。よって気体の体積は

4.0 L + 20 L − 12 L = 12 L　減少する。

問5. 塩化ナトリウムは水 100 g に 38 g 溶けるから，水

20 g には　$38\,g \times \dfrac{20\,g}{100\,g} = 7.6\,g$　溶ける。

問6. ①正　水の中に油の分散したコロイドである。

②コロイド粒子はろ紙は通過するが，半透膜のセロハ
ンは通過しない。　③チンダル現象は，光がコロイド
粒子により散乱されるため起こる。コロイド粒子に溶
媒分子が衝突して起こる現象はブラウン運動である。

④会合コロイド → 分子コロイド　　⑤透析 → 凝
析　セロハン袋にコロイド溶液を入れて流水中に浸
し，小さい分子やイオンを外に出してコロイドを精製
する操作が透析である。

問7. (a) $Ca(OH)_2$ は2価の強塩基であるから

$[OH^-] = cn\alpha = 0.050\,\text{mol/L} \times 2 \times 1$

$\qquad = 0.10\,\text{mol/L}$

$[H^+] = \dfrac{K_w}{[OH^-]} = \dfrac{1.0 \times 10^{-14}\,\text{mol}^2/\text{L}^2}{0.10\,\text{mol/L}}$

$\qquad = 1.0 \times 10^{-13}\,\text{mol/L}$

(b) KOH 0.56 g は　$\dfrac{0.56\,g}{56\,g/\text{mol}} = 0.010\,\text{mol}$　よって

濃度は 0.010 mol/L。KOH は1価の強塩基であるか
ら　$[OH^-] = 0.010\,\text{mol/L} \times 1 \times 1$

$\qquad = 0.010\,\text{mol/L}$

$[H^+] = \dfrac{1.0 \times 10^{-14}\,\text{mol}^2/\text{L}^2}{0.010\,\text{mol/L}} = 1.0 \times 10^{-12}\,\text{mol/L}$

(c) HNO_3 は1価の強酸であるから

$[H^+] = 0.10\,\text{mol/L} \times 1 \times 1 = 0.10\,\text{mol/L}$

よって，$[H^+]$の大きさの順は　c > b > a　となる。

問8. H_2SO_4 は　$0.20\,\text{mol/L} \times \dfrac{25}{1000}\,\text{L} = 5.0 \times 10^{-3}\,\text{mol}$

NaOH は　$\dfrac{0.10\,g}{40\,g/\text{mol}} = 2.5 \times 10^{-3}\,\text{mol}$

反応　$H_2SO_4 + 2NaOH \longrightarrow Na_2SO_4 + 2H_2O$

よって NaOH がすべて反応して Na_2SO_4 の
1.25×10^{-3} mol と H_2SO_4 の 3.75×10^{-3} mol の混合物
($NaHSO_4$ 2.5×10^{-3} mol と H_2SO_4 2.5×10^{-3} mol の
混合物と考えてもよい)になる。ただし問題に何の濃
度を求めるのか記していないので解答できない。

問9. 酢酸ナトリウムは，弱酸の酢酸 CH_3COOH と強塩
基の水酸化ナトリウムからできた塩で，水溶液中では

$CH_3COO^- + H_2O \longrightarrow CH_3COOH + OH^-$

のように加水分解するので，水溶液は弱塩基性を示す。

問10. ①H_2O_2 の O：O 1原子は H 1原子と結合してい
るので酸化数は -1　　H_2O の O：ふつうに -2

②HCl の H：ふつうに $+1$　　NaH の H：NaH は Na^+
と H^- のイオン化合物で，H の酸化数は -1

③Cl_2 の Cl：単体なので 0

KClO の Cl：$(+1) + x + (-2) = 0$　　$x = +1$

④H_2S の S：$(+1) \times 2 + x = 0$　　$x = -2$

SO_2 の S：$x + (-2) \times 2 = 0$　　$x = +4$

⑤H_2SO_4 の S：$(+1) \times 2 + x + (-2) \times 4 = 0$

$\qquad x = +6$

$KMnO_4$ の Mn：$(+1) + x + (-2) \times 4 = 0$

$\qquad x = +7$

⑥CH_4 の C：$x + (+1) \times 4 = 0$　　$x = -4$

CCl_4 の C：$x + (-1) \times 4 = 0$　　$x = +4$

⑦$KClO_3$ の Cl：$(+1) + x + (-2) \times 3 = 0$

$\qquad x = +5$

H_3PO_4 の P：$(+1) \times 3 + x + (-2) \times 4 = 0$

$\qquad x = +5$

⑧HNO_3 の N：$(+1) + x + (-2) \times 3 = 0$　　$x = +5$

NO の N：$x + (-2) = 0$　　$x = +2$

問11. (a) 温度を上げると平衡は吸熱方向に移動する。
与式では右向きの反応が発熱なので，平衡は左に移動
する。

(b) Ne を加える場合，圧力を一定に保つのか，体積を
一定に保つのか　により影響が異なるのだが，問題に

記されていないので解答できない。

　もし圧力を一定に保つのであれば，Ne を加えた分だけ N_2，H_2，NH_3 の圧力が下がるので気体分子数増加方向の左へ平衡は移動する。また体積を一定に保つのであれば，Ne を加えた分だけ全圧は大きくなるが，N_2，H_2，NH_3 の圧力は変わらないので平衡は移動しない。

(c) 触媒は反応を速くし，平衡に達するまでの時間を短くするが，平衡状態は変えない。

問 12. 最初の平衡時にヨウ化水素が x〔mol〕生じていたとすると，水素，ヨウ素は共に $x/2$〔mol〕反応したので $(2.0-x/2)$〔mol〕ずつになっている。よって容器の容積を V〔L〕とすると

$$K = \frac{[\mathrm{HI}]^2}{[\mathrm{H_2}][\mathrm{I_2}]}$$

$$= \frac{(x/V〔\mathrm{mol/L}〕)^2}{(2.0-x/2)/V〔\mathrm{mol/L}〕\times(2.0-x/2)/V〔\mathrm{mol/L}〕}$$

$$= 64$$

$$x = \pm 8(2-x/2) \quad x = 3.2,\ 16/3〔\mathrm{mol}〕$$

$$0 < x < 4.0 \text{ であるから } x = 3.2〔\mathrm{mol}〕$$

　このとき H_2，I_2 ともに　$2.0-3.2/2 = 0.4$ mol　になっている。この状態に HI 2.0 mol を追加したところ HI が y〔mol〕反応して H_2，I_2 が $y/2$〔mol〕生じたとすると，同じ温度では K は変わらないから新たな平衡について

$$\frac{\{(3.2+2.0-y)/V〔\mathrm{mol/L}〕\}^2}{(0.4+y/2)/V〔\mathrm{mol/L}〕\times(0.4+y/2)/V〔\mathrm{mol/L}〕} = 64$$

$$5.2-y = \pm 8(0.4+y/2)$$

$$0 < y \text{ であるから } y = 0.4〔\mathrm{mol}〕$$

HI の物質量は　$5.2-0.4 = 4.8$ mol

〔別解〕　HI 2.0 mol がすべて H_2 と I_2 になると 1.0 mol ずつになるから，新しい平衡は H_2 と I_2 が 3.0 mol ずつから出発したものと同じである。よって HI が z〔mol〕生じたとすると

$$\frac{(z/V〔\mathrm{mol/L}〕)^2}{(3.0-z/2)/V〔\mathrm{mol/L}〕\times(3.0-z/2)/V〔\mathrm{mol/L}〕} = 64$$

$$z = \pm 8(3.0-z/2)$$

$$0 < z < 6.0 \text{ より } z = 4.8 \text{ mol}$$

問 13. (a) 正　NaH は Na^+ と H^- の化合物。還元作用が強い。

$$H^- + H_2O \longrightarrow H_2 + OH^-$$ 　(b) 誤　酸素 → 水素

陰極：$2\,H_2O + 2\,e^- \longrightarrow H_2 + 2\,OH^-$

(c) 誤　I_2 は Cl_2 より酸化力が弱いので Cl^- と I_2 は反応しない。

問 14. (a) 正　H_2SO_4 は S を中心元素とする酸素を含む酸である。　(b) NO は水と反応しない。　(c) 正

(d) 酸化作用 → 還元作用　$H_2S \longrightarrow S + 2\,H^+ + 2\,e^-$

問 15. ① Zn は両性金属で，NaOH 水溶液に溶ける。

$$Zn + 2\,NaOH + 2\,H_2O \longrightarrow Na_2[Zn(OH)_4] + H_2$$

② Al_2O_3 は水に溶けない。塩酸には溶ける。

③ Fe は濃硝酸には不動態を生じて溶けない。

④正　$Cr_2O_7{}^{2-} + 14\,H^+ + 6\,e^- \longrightarrow 2\,Cr^{3+} + 7\,H_2O$

⑤青銅(ブロンズ) → 黄銅(真ちゅう，ブラス)

問 16. (a) $Pb(OH)_2$，$Cu(OH)_2$ が沈殿　　(b) $Pb(OH)_2$ は両性水酸化物で $[Pb(OH)_4]^{2-}$ になって溶けるが，$Cu(OH)_2$ は沈殿のままである。　(c) (a) と同じで $Pb(OH)_2$，$Cu(OH)_2$ が沈殿　(d) $Cu(OH)_2$ はアンミン錯イオン $[Cu(NH_3)_4]^{2+}$ をつくって溶けるが，$Pb(OH)_2$ は沈殿のままである。　(e) $PbCl_2$ は沈殿するが Cu^{2+} は沈殿しない。　(f) PbS，CuS になってともに沈殿する。

　よって一方だけ沈殿として分離できるのは b，d，e の 3 つである。

問 17. 第三級アルコールは $-OH$ のついた C 原子に C 原子が 3 個結合しているもので⑤が該当。①，③，④は $-CH_2OH$ 構造なので第一級アルコール，②は $-OH$ のついた C 原子に C 原子が 2 個ついていて第二級アルコール。

問 18. ① $CH{\equiv}CH + Br_2 \longrightarrow CHBr{=}CHBr$
　　　$CHBr{=}CHBr + Br_2 \longrightarrow CHBr_2CHBr_2$

② $CH_2{=}CH_2 + Br_2 \longrightarrow CH_2BrCH_2Br$

③ $CH{\equiv}CH + HBr \longrightarrow CH_2{=}CHBr$
　　　$CH_2{=}CHBr + HBr \longrightarrow CH_3CHBr_2$

④ $CH_2{=}CH_2 + HBr \longrightarrow CH_3CH_2Br$

⑤ $CH_4 + Br_2 \longrightarrow CH_3Br + HBr$

ブロモエタン CH_3CH_2Br が生じるのは④

問 19. ヨードホルム反応を行うのは CH_3CO- 構造をもつ③と $CH_3CH(OH)-$ 構造をもつ⑤

　フェーリング液を還元するのは $-CHO$ 基をもつ②と③　よって両方の反応を行うのは③のアセトアルデヒドである。なお① HCOOH には分子内に $-CHO$ 構造があるので，還元性を示し，銀鏡反応は行うが，フェーリング液の還元はしない。

問 20.

アセチルサリチル酸

サリチル酸メチル

第一薬科大学入学試験解答用紙

第一薬科大学入学試験解答用紙

記入方法　1. 解答は必ず左側（Ⅰの方）からマークして下さい。
2. 記入は必ずHBの黒鉛筆で、○の中を正確にぬりつぶして下さい。
3. 訂正する場合は、消しゴムできれいに消して下さい。
4. 解答用紙を汚したり、折り曲げたりしないで下さい。

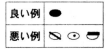

この解答用紙は124％に拡大すると、ほぼ実物大になります。

第一薬科大学入学試験解答用紙

平成28年度

問 題 と 解 答

平成28年度

数　学

問題

28年度

第一期

> (1) 解答は，答部分の □ の中の片仮名ア，イ，…，キに，マークシートの－，±，0，1，2，…9の記号や数字が，それぞれ一つずつ対応している。最も適当な記号や数字をマークシートのⅠの方のアから順に鉛筆で塗りつぶすこと。
>
> (2) 答が分数になる場合，必ず既約分数（それ以上約分できない形の分数）にすること。
>
> (3) 答に根号が現れる場合，根号の中は最も簡単な形にすること。例えば $\sqrt{12}$ の場合，$2\sqrt{3}$ のようにする。

---

1 次の各問いに答えよ。

(1) $(2+\sqrt{3})^3+(2-\sqrt{3})^3$ を計算すると，$\boxed{ア\ イ}$ となる。

(2) $\sin\theta+\cos\theta=\dfrac{1}{3}$ $(0°\leqq\theta\leqq180°)$ のとき，

$$\sin^3\theta-\cos^3\theta=\frac{\boxed{ウ}\sqrt{\boxed{エ\ オ}}}{\boxed{カ\ キ}}$$ となる。

(3) 放物線 $y=x^2+x$ と直線 $y=2x+3$ で囲まれた部分の面積を S とおくと，

$$S=\frac{\boxed{ク\ ケ}\sqrt{\boxed{コ\ サ}}}{\boxed{シ}}$$ である。

(4) 3つのベクトル $\vec{a} = (1,-4)$, $\vec{b} = (3,-1)$, $\vec{c} = (-2, 1)$ について, $\vec{a}+t\vec{b}$ と $\vec{c}$ が平行になるような実数 t の値を定めると, $t = \boxed{\text{ス}}$ となる。

(5) $a = \log_4 3$, $b = \log_2 5$ であるとき, $2^{-2a+b-1} = \dfrac{\boxed{\text{セ}}}{\boxed{\text{ソ}}}$ である。

(6) 自然数 4200 の正の約数の個数は $\boxed{\text{タ}\ \text{チ}}$ 個である。次に、自然数 4200 について、$4200 = A \times B \times C$ となる 3 つの自然数 A, B, C の選び方を考える。3 つの自然数がすべて偶数であるような選び方は $\boxed{\text{ツ}\ \text{テ}}$ 通りある。また、3 つの自然数がすべて 25 以下であるような選び方は $\boxed{\text{ト}\ \text{ナ}}$ 通りである。

2 2辺の比が2：1である長方形を底面とする直方体が半径3cmの球に内接している。

(1) 直方体の高さをxとするとき，この直方体の体積をVとすると，
$$V = \frac{-2}{5}x^3 + \frac{72}{5}x \text{ となる。}$$

(2) Vは，xが$2\sqrt{3}$のとき，最大値$\dfrac{96\sqrt{3}}{5}$をとる。

3

(1) 初項が $\dfrac{5}{4}$ である等比数列 $\{a_n\}$ が $a_1+\dfrac{2}{5}a_2=1$ を満たしている。このとき，

公比は $\dfrac{\boxed{\text{メ}\ \text{モ}}}{\boxed{\text{ヤ}}}$ である。

また，$a_4+a_5+a_6=\dfrac{\boxed{\text{ユ}\ \text{ヨ}\ \text{ラ}}}{\boxed{\text{リ}\ \text{ル}\ \text{レ}}}$ であり，$\dfrac{1}{a_1}+\dfrac{1}{a_2}+\cdots+\dfrac{1}{a_n}=-68$ となるの

は $n=\boxed{\text{ロ}}$ のときである。

(2) $b_n=pn+q$ で表される数列 $\{b_n\}$ に対して，初項から第 n 項までの和を S_n とする。$b_8=1$, $S_{12}=6$ ならば，$p=\dfrac{\boxed{\text{ワ}}}{\boxed{\text{ヲ}}}$, $q=\dfrac{\boxed{\text{ア}\ \text{イ}}}{\boxed{\text{ウ}}}$ であり，

$S_1+S_2+\cdots+S_{12}=\dfrac{\boxed{\text{エ}\ \text{オ}\ \text{カ}}}{\boxed{\text{キ}}}$ である。

化 学

問題

第一期

28年度

設問は20題ある。

解答はそれぞれの設問の選択肢の中から1つ選び，解答用
紙に問1～問20の該当する箇所を鉛筆でぬりつぶすこと。

必要があれば，気体定数$R=8.3×10^3$ Pa・L/(K・mol)と
し，原子量は次の値を使うこと。

H=1.0　　　　C=12　　　　N=14　　　　O=16

問1　次の実験によって確認される元素の正しいものの組合せはどれか。

	実　　験	確認される元素
a	この元素の単体の結晶を酸素と完全に反応させて生じた気体を石灰水に通じると，白色の沈殿を生じた。	リン
b	この元素の塩の水溶液に，酢酸鉛（Ⅱ）水溶液を加えると，黒色の沈殿を生じた。	イオウ
c	この元素の塩の水溶液に浸した白金線をガスバーナーの外炎に入れると，炎が橙赤色になった。	カリウム
d	この元素の単体と酸素を反応させ，生じた液体を白色の硫酸銅（Ⅱ）無水塩に加えると，青色に変わった。	水素

① （a，b）　　　　② （a，c）　　　　③ （a，d）

④ （b，c）　　　　⑤ （b，d）　　　　⑥ （c，d）

問2　次の記述のうち，正しいものはどれか。

① すべての原子の原子核は陽子と中性子からできていて，その数は必ず等しい。

② 原子核の中の陽子の数と中性子の数の和を質量数という。

③ 原子の大きさは，原子核の大きさに等しい。

④ 17族元素（ハロゲン）の価電子の数は1である。

⑤ 原子が電子を放出すると負の電荷をもつ陰イオンになる。

問3　次の記述について，正しいものの組合せはどれか。

a　イオンの大きさ（イオン半径）を比べると，$O^{2-} > Mg^{2+}$ であり，また，$K^+ > Na^+$ である。

b　オキソニウムイオン（H_3O^+）およびアンモニウムイオン（NH_4^+）は非共有電子対をもたない。

c　メタン，アンモニアおよび水のうち，最も結合角が小さいのは水である。

d　テトラアンミン銅（Ⅱ）イオンに含まれる銅（Ⅱ）イオンとアンモニア分子との結合は，イオン結合である。

① （a，b）　　　② （a，c）　　　③ （a，d）

④ （b，c）　　　⑤ （b，d）　　　⑥ （c，d）

問4　次の元素のうち，典型元素の金属はいくつあるか。

アルミニウム	マンガン	ニッケル	銅	亜鉛	金

① 1つ　　② 2つ　　③ 3つ　　④ 4つ　　⑤ 5つ　　⑥ 6つ

問5　次の記述の下線部の数値の正誤について，正しい組合せはどれか。

a　0.50 L の容器にメタンが 0.32 g 入っているとき，$27℃$での容器内の圧力は，a) $1.0×10^5$ Pa になる。

b　$27℃$に保ったままで，$2.0×10^5$ Pa の酸素 3.0 L と $3.0×10^5$ Pa の窒素 2.0 L を混合して体積を 10 L とした。このときの混合気体の全圧は，b) $2.5×10^5$ Pa になる。

c　$60℃$と $20℃$における硝酸カリウムの水に対する溶解度は，それぞれ 110，32 である。$60℃$における硝酸カリウムの飽和水溶液 300 g を $20℃$に冷却すると，c) 234 g の結晶が析出する。

	a	b	c
①	正	正	正
②	正	正	誤
③	正	誤	正
④	正	誤	誤
⑤	誤	正	正
⑥	誤	正	誤
⑦	誤	誤	正
⑧	誤	誤	誤

問6　標準状態で 2.8 L のプロパンを完全燃焼させたとき，生成する水の質量 (g) はいくらか。ただし，標準状態の気体のモル体積は 22.4 L/mol とする。

①　4.5　　　②　9.0　　　③　12　　　④　15　　　⑤　18　　　⑥　36

問7 酸性塩に分類され，水溶液が塩基性である物質はどれか。

① NaCl   ② Na_2SO_4 ③ Na_2CO_3 ④ NH_4Cl

⑤ $NaHCO_3$ ⑥ $NaHSO_4$ ⑦ CH_3COONa ⑧ $Mg(OH)Cl$

問8 0.10 mol/L の希硫酸 20 mL に，ある量のアンモニアを吸収させた。未反応の酸を 0.20 mol/L の水酸化ナトリウム水溶液で中和滴定したところ，15 mL で過不足なく中和した。吸収させたアンモニアの物質量 (mol) はいくらか。

① 2.5×10^{-4} ② 5.0×10^{-4} ③ 1.0×10^{-3} ④ 2.5×10^{-3}

⑤ 5.0×10^{-3} ⑥ 1.0×10^{-2} ⑦ 2.5×10^{-2} ⑧ 5.0×10^{-2}

問9 次の2つの物質の組合せのうち，下線部の原子の酸化数の差が最も大きいものはどれか。

① $H_2\underline{S}O_3$ と $H_2\underline{S}$ ② $H\underline{N}O_3$ と $\underline{N}H_3$ ③ $H_2\underline{O}_2$ と $H_2\underline{O}$

④ $\underline{Fe}_2O_3$ と $\underline{Fe}$ ⑤ $\underline{S}O_2$ と $\underline{S}$ ⑥ $\underline{N}_2$ と $\underline{N}O_2$

⑦ $\underline{Mn}O_2$ と $\underline{Mn}O$ ⑧ $\underline{Cl}_2$ と $Cu\underline{Cl}_2$

問10　硫酸で酸性にしたシュウ酸溶液に，過マンガン酸カリウム溶液を加えるとき，シュウ酸 1.0 mol と反応する過マンガン酸カリウムの物質量（mol）はいくらか。ただし，酸化剤と還元剤は次のように変化する。

（酸化剤）MnO_4^-　$\longrightarrow$　Mn^{2+}　　　　（還元剤）$(COOH)_2$　$\longrightarrow$　CO_2

① 0.10　　② 0.40　　③ 0.50　　④ 1.0

⑤ 1.5　　⑥ 2.5　　⑦ 4.0　　⑧ 5.0

問11　次の記述の正誤について，正しい組合せはどれか。

a　電池の正極は電流が流れ込む電極である。

b　炭素または白金を電極として硫酸水溶液を電気分解するとき，陽極では O_2 が発生する。

c　両電極に銅を用いて硫酸銅（Ⅱ）水溶液を電気分解するとき，陽極では $Cu^{2+} + 2e^- \longrightarrow Cu$ の変化が起こっている。

	a	b	c
①	正	正	正
②	正	正	誤
③	正	誤	正
④	正	誤	誤
⑤	誤	正	正
⑥	誤	正	誤
⑦	誤	誤	正
⑧	誤	誤	誤

問12　次の反応は化学平衡が成立している。この化学平衡に対して，反応がともに右側に進むための条件が適切な組合せはどれか。

A　　N_2（気）　+　O_2（気）　=　$2NO$（気）　-　$181\,kJ$

B　　N_2（気）　+　$3H_2$（気）　=　$2NH_3$（気）　+　$92\,kJ$

	A	B
①	高温	高温高圧
②	高温	高温低圧
③	高温	低温高圧
④	高温	低温低圧
⑤	低温	高温高圧
⑥	低温	高温低圧
⑦	低温	低温高圧
⑧	低温	低温低圧

問13　次の記述のうち，誤っているものはどれか。

① オゾンは淡青色の気体で，湿ったヨウ化カリウムデンプン紙を青紫色に変える。

② 過酸化水素は，酸化マンガン（Ⅳ）を触媒にして分解すると，水素と酸素を発生する。

③ 一般に希硫酸は，冷やしながら水の中にゆっくりと濃硫酸を加えて調整する。

④ 二酸化窒素は赤褐色の気体で，水と反応すると硝酸と一酸化窒素を生じる。

⑤ 黄リンと赤リンは同素体で，どちらも空気中で燃焼させると十酸化四リンを生じる。

問14 次の記述のうち，正しいものの組合せはどれか。

a KBr 水溶液に I_2 を加えると，Br_2 とヨウ化物イオンが生じる。

b ヨウ化銀（Ⅰ）は，水には溶けないがチオ硫酸ナトリウム水溶液には溶ける。

c 臭化銀（Ⅰ）に光をあてると，分解し銀を遊離する。

d 塩化スズ（Ⅱ）は，酸化作用を示し，水溶液は漂白に利用される。

① （a，b）   ② （a，c）   ③ （a，d）
④ （b，c）   ⑤ （b，d）   ⑥ （c，d）

問15 次の記述のうち，正しいものの組合せはどれか。

a バリウムイオンを含む水溶液に，希硫酸を加えると，白色の沈殿が生じる。

b 亜鉛イオンを含む水溶液に，過剰の水酸化ナトリウム水溶液を加えると，白色の沈殿が生じる。

c カドミウムイオンを含む水溶液に硫化水素を通じると，黒色の沈殿が生じる。

d 銀イオンを含む水溶液に，クロム酸カリウム水溶液を加えると，赤褐色または暗赤色の沈殿が生じる。

① （a，b）   ② （a，c）   ③ （a，d）
④ （b，c）   ⑤ （b，d）   ⑥ （c，d）

問16　次の記述のうち，正しいものはどれか。

① フタル酸とテレフタル酸は，互いにシス−トランス異性体である。

② マレイン酸とフマル酸は，互いに構造異性体である。

③ ブタンと 2−メチルプロパンは，互いに光学異性体である。

④ エタノールとジメチルエーテルは，互いに構造異性体である。

⑤ 1−ブテンには，シス−トランス異性体がある。

問17　アルケンの性質に関する次の記述のうち，正しいものはどれか。

① 縮合重合して高分子化合物をつくる。

② 水素や臭素とは付加反応を起こさない。

③ フェーリング液を加えて加熱すると，赤色沈殿を生じる。

④ 銀鏡反応を示す。

⑤ 触媒の存在下で水を付加させると，元のアルケンと炭素数の等しいアルコールを生じる。

問18　分子式 $C_5H_{10}O_2$ で示されるエステルを加水分解すると，還元性を示すカルボン酸Aと不斉炭素原子をもつアルコールBが生成した。化合物A，Bに関する次の記述のうち，誤っているものはどれか。

① 化合物Aは，ホルムアルデヒドの酸化により生じる。

② 化合物Aを濃硫酸で脱水すると，一酸化炭素が生じる。

③ 化合物Bは，第二級アルコールである。

④ 化合物Bは，ヨードホルム反応を示す。

⑤ 化合物Bを酸化すると，アルデヒドが得られる。

問19 次の記述のうち，誤っているものはどれか。

① ベンゼンに鉄粉の存在下で塩素を作用させると，クロロベンゼンが生じる。

② m-キシレンは，1,3-ジメチルベンゼンとも呼ばれる。

③ ベンゼンスルホン酸に水酸化ナトリウムの固体を加えて加熱（アルカリ融解）すると，ナトリウムフェノキシドが生じる。

④ トルエンを過マンガン酸カリウム水溶液で酸化すると，サリチル酸が生じる。

⑤ フェノールは工業的にはクメン法によって合成される。

問20 次の記述の正誤について，正しい組合せはどれか。

a グルコースはフェーリング液を還元する。また，銀鏡反応を示す。

b フルクトースは酵母によってアルコール発酵して，エタノールと二酸化炭素を生じる。

c マルトースを酵素によって加水分解すると，転化糖になる。

	a	b	c
①	正	正	正
②	正	正	誤
③	正	誤	正
④	正	誤	誤
⑤	誤	正	正
⑥	誤	正	誤
⑦	誤	誤	正
⑧	誤	誤	誤

数　学

解　答　　28年度

1

〔解答〕

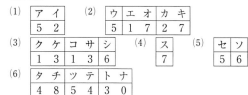

〔出題者が求めたポイント〕

(1) 平方根の計算
$(a+b)^3 = a^3 + 3a^2b + 3ab^2 + b^3$
$(a-b)^3 = a^3 - 3a^2b + 3ab^2 - b^3$
$(a+b)^3 + (a-b)^3 = 2(a^3 + 3ab^2)$
より $a=2$, $b=\sqrt{3}$ で計算する。

(2) 三角比
$(\sin\theta + \cos\theta)^2$ を計算し，これより $\sin\theta\cos\theta$ の値を求める。
θ の範囲から，$\sin\theta > 0$ であることにより，$\cos\theta$ の値の範囲から $\sin\theta - \cos\theta > 0$ を判断する。
$(\sin\theta - \cos\theta)^2 = \sin^2\theta - 2\sin\theta\cos\theta + \cos^2\theta$ より，
$\sin\theta - \cos\theta$ の値を求める。
$\sin^3\theta - \cos^3\theta = (\sin\theta - \cos\theta)$
$\qquad (\sin^2\theta + \sin\theta\cos\theta + \cos^2\theta)$

(3) 積分法
$ax^2 + bx + c = 0$ の解を α, $\beta (\alpha < \beta)$ とするとき，
$\int_\alpha^\beta (ax^2+bx+c)dx = -\dfrac{a}{6}(\beta-\alpha)^3$

(4) ベクトル
$\vec{a}+t\vec{b} // \vec{c} \Leftrightarrow \vec{a}+t\vec{b} = k\vec{c}$
x, y 成分で連立方程式にする。

(5) 指数関数
$\log_n m = \dfrac{\log_c m}{\log_c n}$, $2^{\log_2 y} = y$ だから，
$-2a+b-1 = \log_2 y$ で y を求める。

(6) 場合の数，素因数分解
n_1, n_2, n_3, n_4 が素因数で，$n_1^{m_1} \cdot n_2^{m_2} \cdot n_3^{m_3} \cdot n_4^{m_4}$ の約数の数は，$(m_1+1)(m_2+1)(m_3+1)(m_4+1)$
A, B, C がすべて偶数のときは，すべてに2を与える。5の与え方は，1ヶ所に2個の場合と2ヶ所に1つずつの場合があり，3と7はどれかに1つ与える。25以下になる場合は，3つの数字を $a \leq b \leq c$ とするとき，$25^2 a \geq 4200$ とならなければいけないので，a の値の範囲から，a の値を定めて，b, c を求めていく。a, b, c を A, B, C に配る配り方はそれぞれ $3!$ 通り。

〔解答のプロセス〕

(1) $(2+\sqrt{3})^3 + (2-\sqrt{3})^3$
$= 2^3 + 3 \cdot 2^2 \sqrt{3} + 3 \cdot 2 \cdot 3 + \sqrt{3}^3$
$\quad + 2^3 - 3 \cdot 2^2 \sqrt{3} + 3 \cdot 2 \cdot 3 - \sqrt{3}^3$
$= 2(2^3 + 3 \cdot 2 \cdot 3) = 2 \times 26 = 52$

(2) $\sin^2\theta + 2\sin\theta\cos\theta + \cos^2\theta = \dfrac{1}{9}$ より
$\qquad \sin\theta\cos\theta = -\dfrac{4}{9}$
θ の範囲より，$\sin\theta > 0$ よって，$\cos\theta < 0$
よって，$\sin\theta - \cos\theta > 0$
$\qquad (\sin\theta - \cos\theta)^2 = 1 - 2\sin\theta\cos\theta = \dfrac{17}{9}$
$\qquad \sin\theta - \cos\theta = \dfrac{\sqrt{17}}{3}$
$\qquad \sin^3\theta - \cos^3\theta = (\sin\theta - \cos\theta)$
$\qquad \qquad \qquad \qquad (\sin^2\theta + \sin\theta\cos\theta + \cos^2\theta)$
$\qquad = \dfrac{\sqrt{17}}{3}\left(1 - \dfrac{4}{9}\right) = \dfrac{5\sqrt{17}}{27}$

(3) $x^2 + x = 2x + 3$ より $x^2 - x - 3 = 0$
$\alpha = \dfrac{1-\sqrt{13}}{2}$, $\beta = \dfrac{1+\sqrt{13}}{2}$ とする。
$\beta - \alpha = \sqrt{13}$
$\int_\alpha^\beta (-x^2 + x + 3)dx = \dfrac{(\beta-\alpha)^3}{6} = \dfrac{13\sqrt{13}}{6}$

(4) $\vec{a} + t\vec{b} = (1+3t, -4-t)$
$\vec{a} + t\vec{b} // \vec{c} \Longleftrightarrow \vec{a} + t\vec{b} = k\vec{c}$ なる k がある。
よって，$1+3t = -2k$, $-4-t = k$
$1+3t = 8+2t$ より $t=7$, $(k=-11)$

(5) $-2\log_4 3 + \log_2 5 - 1$
$= -2\dfrac{\log_2 3}{\log_2 4} + \log_2 5 - 1$
$= -\log_2 3 + \log_2 5 - \log_2 2 = \log_2 \dfrac{5}{6}$
$2^{-2a+b-1} = 2^{\log_2 \frac{5}{6}} = \dfrac{5}{6}$

(6) $4200 = 2^3 \times 3 \times 5^2 \times 7$
約数は，$(3+1) \cdot (1+1) \cdot (2+1) \cdot (1+1) = 48$
A, B, C が偶数なのですべてに2を配る。
5の配り方は，1ヶ所に2個配る。${}_3C_1 = 3$
2ヶ所に1個ずつ配る。${}_3C_2 = 3$
よって，$3+3 = 6$(通り)
3と7はそれぞれどれかに配るので ${}_3C_1 = 3$(通り)
$\qquad 6 \times 3 \times 3 = 54$
$a \leq b \leq c \leq 25$ で $abc = 4200$ になるのは，
$25^2 a \geq 4200$ となるので，$a \geq 6.72$
$a = 7$ のとき，$bc = 600$ より $b = 24$, $c = 25$
$a = 8$ のとき，$bc = 525$ より $b = 21$, $c = 25$
$a = 10$ のとき，$bc = 420$ より $b = 20$, $c = 21$
$a = 12$ のとき，$bc = 350$ より $b = 14$, $c = 25$
$a = 14$ のとき，$bc = 300$ より $b = 15$, $c = 20$
すべての場合で a, b, c が異なった数となるので，a, b, c を A, B, C に配り方は，$3! = 6$
$\qquad 5 \times 6 = 30$

第一薬科大学 28年度 (15)

❷

〔解答〕

(1)
ニ	ヌ	ネ	ノ	ハ	ヒ
−	2	5	7	2	5

(2)
フ	ヘ	ホ	マ	ミ	ム
2	3	9	6	3	5

〔出題者が求めたポイント〕

微分法

(1) 長方形の短い辺の長さを l とする。
直方体の対角線の長さが球の直径と等しいことより l を x で表し，V を x で表す。

(2) V を x で微分し，増減表をつくる。

〔解答のプロセス〕

(1) 長方形の短い辺の長さを l とすると，もう1辺の長さは $2l$。
直方体の対角線の長さが球の直径と等しいので，
$$l^2 + (2l)^2 + x^2 = (2 \cdot 3)^2$$
$$5l^2 = 36 - x^2 \quad より \quad l^2 = -\frac{1}{5}x^2 + \frac{36}{5}$$
$$V = l(2l)x = 2l^2 x = -\frac{2}{5}x^3 + \frac{72}{5}x$$

(2) $V' = -\frac{6}{5}x^2 + \frac{72}{5} = -\frac{6}{5}(x^2 - 12)$
$$= -\frac{6}{5}(x + 2\sqrt{3})(x - 2\sqrt{3})$$

x	0		$2\sqrt{3}$	
V'		+	0	−
V		↗		↘

$x = 2\sqrt{3}$ のとき，V は最大となり最大値は，
$$V = -\frac{2}{5} \cdot 24\sqrt{3} + \frac{72}{5} \cdot 2\sqrt{3} = \frac{96\sqrt{3}}{5}$$

❸

〔解答〕

(1)
メ	モ	ヤ		ユ	ヨ	ラ	リ	ル	レ		ロ
−	1	2		−	1	5	1	2	8		8

(2)
ワ	ヲ	ア	イ	ウ		エ	オ	カ	キ
1	3	−	5	3		−	2	6	3

〔出題者が求めたポイント〕

数列

(1) $\{a_n\}$ が等比数列のとき，一般項 a_n は，$a_n = ar^{n-1}$
$$S_n = a_1 + a_2 + \cdots + a_n = a\frac{1 - r^n}{1 - r}$$

(2) $\displaystyle\sum_{k=1}^{n} k = \frac{n(n+1)}{2}$, $\displaystyle\sum_{k=1}^{n} C = Cn$
$$\sum_{k=1}^{n} k^2 = \frac{n(n+1)(2n+1)}{6}$$

〔解答のプロセス〕

(1) $a_1 = a = \dfrac{5}{4}$, $a_2 = ar = \dfrac{5}{4}r$

$\dfrac{5}{4} + \dfrac{1}{2}r = 1$ より $r = -\dfrac{1}{2}$

$a_4 = \dfrac{5}{4}\left(-\dfrac{1}{2}\right)^3 = -\dfrac{5}{32}$, $a_5 = \dfrac{5}{64}$, $a_6 = -\dfrac{5}{128}$

$a_4 + a_5 + a_6 = -\dfrac{5}{32} + \dfrac{5}{64} - \dfrac{5}{128} = -\dfrac{15}{128}$

$\dfrac{1}{a_n} = \dfrac{4}{5}\left(-\dfrac{2}{1}\right)^{n-1} = \dfrac{4}{5}(-2)^{n-1}$

$\dfrac{1}{a_n}$ は初項 $\dfrac{4}{5}$，公比 -2 の等比数列であるから

$S_n = \displaystyle\sum_{k=1}^{n}\dfrac{1}{a^k} = \dfrac{4}{5} \cdot \dfrac{1 - (-2)^n}{1 - (-2)} = \dfrac{4}{15}\{1 - (-2)^n\}$

$\dfrac{4}{15}\{1 - (-2)^n\} = -68$ より $(-2)^n = 256$

従って，$n = 8$

(2) $(b_8 =)$ $8p + q = 1$ ……①

$S_{12} = \dfrac{12(12+1)}{2}p + 12q = 78p + 12q$

$78p + 12q = 6$ より $13p + 2q = 1$ ……②

①，②より $5p + q = 0$ よって $q = -5p$

①に代入 $3p = 1$ 従って，$p = \dfrac{1}{3}$，$q = -\dfrac{5}{3}$

$b_n = \dfrac{1}{3}n - \dfrac{5}{3}$

$S_n = \displaystyle\sum_{k=1}^{n}\left(\dfrac{1}{3}k - \dfrac{5}{3}\right) = \dfrac{1}{3} \cdot \dfrac{n(n+1)}{2} - \dfrac{5}{3}n$

$\qquad\qquad = \dfrac{1}{6}n^2 - \dfrac{3}{2}n$

$\displaystyle\sum_{k=1}^{12}\left(\dfrac{1}{6}k^2 - \dfrac{3}{2}k\right)$

$= \dfrac{1}{6} \cdot \dfrac{12 \cdot (12+1) \cdot (24+1)}{6} - \dfrac{3}{2} \cdot \dfrac{12 \cdot (12+1)}{2}$

$= \dfrac{325}{3} - 117 = -\dfrac{26}{3}$

化 学

解答

28年度

1 期

I

〔解答〕

問1. ⑤　　問2. ②　　問3. ②　　問4. ②
問5. ④　　問6. ②　　問7. ⑤　　問8. ③
問9. ②　　問10. ②　　問11. ⑥　　問12. ③
問13. ②　　問14. ④　　問15. ③　　問16. ④
問17. ⑤　　問18. ⑤　　問19. ④　　問20. ②

〔出題者が求めたポイント〕

小問集合問題

〔解答のプロセス〕

問1. a：誤：実験の記述は炭素に関すること。
　b：正：硫黄の塩(例えば Na_2S)の電離。
　　　$Na_2S \longrightarrow 2Na^+ + S^{2-}$
　　　酢酸鉛(II)水溶液：
　　　$Pb(CH_3COO)_2 \longrightarrow Pb^{2+} + 2CH_3COO^-$
　　　反応：$S^{2-} + Pb^{2+} \longrightarrow PbS$(黒色沈澱)
　c：誤：カリウムの炎色反応は，紫色。
　d：正：$2H_2 + O_2 \longrightarrow 2H_2O$
　　　無水硫酸銅(II)(白色)：$CuSO_4$
　　　$CuSO_4 + 5H_2O$
　　　　　　$\longrightarrow$ 硫酸銅(II)五水和物 $CuSO_4 \cdot 5H_2O$

問2. ①：誤：^1H 原子の原子核は，陽子だけである。
　中性子はない。
　②：正：(答)
　③：誤：原子核は原子の大きさよりずっと小さい。原子の大きさは原子核から，最外殻電子までの距離である。
　④：誤：ハロゲンの価電子数は7。
　⑤：誤：電子を放出すると陽イオンとなる。
　　　$Na \longrightarrow Na^+ + e^-$

問3. a：正：
　b：誤：H_3O^+ には，非共有電子対がある。
　c：正：$CH_4(109.5°)$，$NH_3(106.7°)$，$H_2O(104.5°)$
　　　これらの3つの分子は，共有電子対，非共有電子対の同種電荷の反発により，H原子と非共有電子対は正四面体の頂点に配置される。したがって，結合角は本来 CH_4 と同じ $109.5°$ だが，H_2O では，O原子の持つ2対の非共有電子対の反発が大きいために $H-O-H$ の結合角が小さくなる。一般に非共有電子対どうしの反発は共有電子対どうしの反発に比べると大きい。
　d：誤：Cu^{2+} と NH_3 は配位結合。

問4. Al と Zn の2つ。

問5. a：正：メタン CH_4(分子量14)。
　気体の状態方程式から
　　　$P \times 0.50 = \left(\dfrac{0.32}{16}\right) \times 8.3 \times 10^3 \times (273 + 27)$
　　　$P = 99600 = 1.0 \times 10^5 (Pa)$

　b：誤：ボイルの法則による。全体は $10\,L$
　　　N_2 の分圧：$2.0 \times 10^5 \times \dfrac{3.0}{10} = 0.6 \times 10^5 (Pa)$
　　　O_2 の分圧：$3.0 \times 10^5 \times \dfrac{2.0}{10} = 0.6 \times 10^5 (Pa)$
　　　全圧は分圧の和：$1.2 \times 10^5 (Pa) \neq 2.5 \times 10^5 (Pa)$
　c：誤：
　　　$60℃$ で $300\,g$ の飽和溶液中の
　　　$KNO_3 = 300 \times \dfrac{110}{100 + 110} = 157.1 (g)$
　　　$H_2O = 300 \times \dfrac{100}{100 + 110} = 142.9 (g)$
　　　$20℃$ の $H_2O\,142.9\,g$ に溶ける KNO_3 を $x(g)$
　　　$\dfrac{x}{142.9} = \dfrac{32}{100}$　　　$x = 45.7 (g)$
　　　沈澱量：$157.1 - 45.7 = 111.4 (g) \neq 234 (g)$
　　(別解)$60℃$ の KNO_3 飽和溶液 $210\,g$($KNO_3\,110\,g$，H_2O $100\,g$)を $20℃$ にすると，KNO_3 が $78\,g$($= 110 - 32$)沈澱する。飽和溶液が $300\,g$ では
　　　$78 \times \dfrac{300}{210} = 111.4 (g)$
　a：正　　b：誤　　c：誤

問6. $C_3H_8 + 5O_2 \longrightarrow 3CO_2 + 4H_2O$　　H_2O(分子量18)
　　　$\dfrac{2.8}{22.4} \times 4 \times 18 = 9.0 (g)$　　…(答)

問7. 酸性塩とは化学式に H を持つこと(⑤と⑥が対象となる)。また，塩が塩基性と言うことから，弱酸と強塩基の塩である。これから，$NaHCO_3$ を選択。

問8. アンモニアを $x(mol)$ とする。H_2SO_4 は2価。
　　　$H_2SO_4 + 2NH_3 \longrightarrow (NH_4)_2SO_4$
　　　$H_2SO_4 + 2NaOH \longrightarrow Na_2SO_4 + 2H_2O$
　　　$2 \times 0.10 \times \dfrac{20}{1000} = x + 0.20 \times \dfrac{15}{1000}$
　　　$x = 1.0 \times 10^{-3} (mol)$　　…(答)

問9. ①$H_2SO_3(+4)$，$H_2S(-2)$
　　②$HNO_3(+5)$，$NH_3(-3)$　　差：8　…(答)
　　③$H_2O_2(-1)$，$H_2O(-2)$　　④$Fe_2O_3(+3)$，$Fe(0)$
　　⑤$SO_2(+4)$，$S(0)$　　⑥$N_2(0)$，$NO_2(+4)$
　　⑦$MnO_2(+4)$，$MnO(+2)$　　⑧$Cl_2(0)$，$CuCl_2(-1)$

問10. $MnO_4^- + 5e^- \longrightarrow Mn^{2+}$　……(1)
　　　$(COOH)_2 \longrightarrow 2CO_2 + 2e^-$　……(2)
　　　(1)$\times 2 +$ (2)$\times 5$ で e^- を消す。
　　　$2MnO_4^- + 5(COOH)_2 \longrightarrow 2Mn^{2+} + 10CO_2$
　　　$MnO_4^- : (COOH)_2 = 2 : 5 = x : 1.0$
　　　$x = 0.40 (mol)$　　…(答)

問11. a：誤：正極は電子が流れ込み，電流は流れ出る。
　　例えば，ダニエル電池では
　　　正極：$Cu^{2+} + 2e^- \longrightarrow Cu$
　　　負極：$Zn \longrightarrow Zn^{2+} + 2e^-$
　b：正：陽極：$2H_2O \longrightarrow O_2 + 4H^+ + 4e^-$

陰極：$2H^+ + 2e^- \longrightarrow H_2$

c：誤：陽極ではなく陰極である。陽極では電極 Cu の酸化がおこる。

陰極：$Cu^{2+} + 2e^- \longrightarrow Cu$

陽極：$Cu \longrightarrow Cu^{2+} + 2e^-$

a：誤　b：正　c：誤

問12. A は，吸熱反応なので，高温で平衡は右に移動する。左辺と右辺の分子数に変化はないので，圧力による移動はない。

B は発熱で，かつ左辺の分子数は右辺の分子数より多いので，低温・高圧で平衡は右に移動する。

A：高温　B：低温高圧

問13. ①：正：酸化力は $O_3 > I_2$ なので，オゾンは KI を酸化する。

$O_3 + 2KI + H_2O \longrightarrow I_2 + 2KOH + O_2$

②：誤：(答)

O_2 と H_2O を生成。　$2H_2O_2 \longrightarrow 2H_2O + O_2$

③：正：

④：正：$3NO_2(赤褐色) + H_2O \longrightarrow 2HNO_3 + NO$

⑤：正：$4P + 5O_2 \longrightarrow P_4O_{10}$

問14. a：誤：酸化力は $Br_2 > I_2$ なので，変化しない。

$2Br^- + I_2 \longrightarrow$ 変化しない

b：正：錯イオンを形成して溶ける。

$AgI + 2S_2O_3^{2-} \longrightarrow [Ag(S_2O_3)_2]^{3-} + I^-$

c：正：$2AgBr \xrightarrow{光} 2Ag + Br_2$

d：誤：還元作用をする。

$Sn^{2+} \longrightarrow Sn^{4+} + 2e^-$

問15. a：正：$H_2SO_4 \longrightarrow 2H^+ + SO_4^{2-}$

$Ba^{2+} + SO_4^{2-} \longrightarrow BaSO_4(白色沈澱)$

b：誤：Zn は両性金属なので，生成する沈澱は過剰の NaOH で溶解する。

$Zn^{2+} + 2OH^- \longrightarrow Zn(OH)_2(白色沈澱)$

$Zn(OH)_2 + 2NaOH \longrightarrow 2Na^+ + [Zn(OH)_4]^{2-}$

c：誤：黄色の沈澱となる。

$Cd^{2+} + S^{2-} \longrightarrow CdS(黄色沈澱)$

d：正：$2Ag^+ + Cr_2O_4^{2-} \longrightarrow Ag_2CrO_4(赤褐色沈澱)$

問16. ①：誤：フタル酸とテレフタル酸は構造異性体。

②：誤：マレイン酸とフマル酸は幾何異性体。

③：誤：ブタンと2-メチルプロパンは構造異性体。

④：正：(答)

エタノール：CH_3CH_2OH

ジメチルエーテル：CH_3-O-CH_3

⑤：誤：1-ブテン $CH_3CH_2CH=CH_2$

2-ブテン $CH_3CH=CHCH_3$ にはシストランス異性体がある。

問17. ①：誤：付加重合する。

②：誤：付加反応をする。

③：誤：フェーリング反応陰性。

④：誤：銀鏡反応陰性。

⑤：正：(答)

$CH_2=CH_2 + H_2O \longrightarrow CH_3CH_2OH$

問18. 還元生を示すカルボン酸は，ギ酸 HCOOH

$C_5H_{10}O_2 + H_2O \longrightarrow HCOOH(A) + C_4H_{10}O(B)$

B が不斉炭素を持つことから，B の構造

$$C_2H_5 - \overset{\overset{\displaystyle H}{|}}{\underset{\underset{\displaystyle OH}{|}}{C^*}} - CH_3 \qquad C^*：不斉炭素$$

①：正：$HCHO \xrightarrow{酸化} HCOOH$

②：正：$HCOOH \longrightarrow CO + H_2O$

③：正：

④：正：$CH_3CH(OH)-$ の構造があるので，ヨードホルム反応陽性。

⑤：誤：(答)

第二級アルコール B の酸化物は，ケトン。

問19. ①：正：　②：正：　③：正：

④：誤：(答)

トルエンの酸化物は安息香酸。

$C_6H_5-CH_3 \xrightarrow{酸化} C_6H_5-COOH$

⑤：正：

問20. a：正：

b：正：解糖系の第1段階では，グルコースがヘキソキナーゼによってリン酸化される。酵母のヘキソキナーゼはフルクトース他，いくつかの六炭糖をリン酸化し，解糖系の第2段階でピルビン酸を経てエタノールに変化させる。果実に含まれるフルクトースからもお酒ができることを考えれば，この文は正しいことがわかる。ただし，同じ単糖類でもガラクトースは解糖系・発酵の基質にならないのでアルコール発酵はできない。

c：誤：マルトースを加水分解すると，グルコースだけを生成する。転化糖は，スクロースを加水分解して生成するグルコースとフルクトースの等量混合物である。

a：正　　b：正　　c：誤：

平成27年度

問 題 と 解 答

平成27年度

数　学

問題

27年度

第一期

---

(1) 解答は，答部分の □ の中の片仮名ア，イ，…，サに，マークシートの−，±，0，1，2，…9の記号や数字が，それぞれ一つずつ対応している。最も適当な記号や数字をマークシートのⅠの方のアから順に鉛筆で塗りつぶすこと。

(2) 答が分数になる場合，必ず既約分数（それ以上約分できない形の分数）にすること。

(3) 答に根号が現れる場合，根号の中は最も簡単な形にすること。例えば $\sqrt{12}$ の場合，$2\sqrt{3}$ のようにする。

A 次の各問いに答えよ。

(1) $(x^2+4x-1)(x^2+4x+2)-4$ を因数分解すると

$(x+1)(x+\boxed{ア})(x^2+\boxed{イ}x-\boxed{ウ})$ となる。

(2) x についての4次式 $x^4+4x^3-2x^2+ax+b$ が完全平方式になるように定数 a, b の値を定めると

$a=\boxed{エオカ}$，$b=\boxed{キ}$ である。

(3) $\dfrac{2}{\sqrt{2+\sqrt{3}}}$ を有理化して簡単にすると

$\sqrt{\boxed{ク}}-\sqrt{\boxed{ケ}}$ となる。

(4) 不等式 $|x+4|-3x>8$ を解くと，その解は

$x<$ | コ | サ | である。

(5) $xy+2x-3y=10$ を満たす整数解のうち，x, y ともに負の解は

$x=-$ | シ | ，$y=-$ | ス | である。

(6) $0°<\theta<90°$，$\cos\theta=\dfrac{1}{3}$ のとき

$\tan\theta=$ | セ | $\sqrt{\boxed{\text{ソ}}}$ である。

(7) 大学生 5 人，高校生 6 人，中学生 4 人から駅伝選手をそれぞれ 2 人ずつ選んで走者の順番を決めるとき，その決め方は | タ チ ツ テ ト ナ | 通りある。

(8) 下の | ニ | に当てはまるものを，次の ①～④ のうちから一つ選べ。

$a=b$ は $ma=mb$ であるための | ニ | 。

① 必要条件であるが十分条件ではない

② 十分条件であるが必要条件ではない

③ 必要十分条件である

④ 必要条件でも十分条件でもない

B 放物線 $y = ax^2 + bx + c$ …① は，放物線 $y = 2 - x^2$ …② と直線 $y = x$ …③ の 2 つの交点を通るという。

(1) ② と ③ の交点の座標は $(\boxed{ヌ}, \boxed{ネ})$，$(\boxed{ノ ハ}, \boxed{ヒ フ})$ である。

(2) b と c をそれぞれ a を使って表すと

$b = a + \boxed{ヘ}$，$c = \boxed{ホ マ} a$ となる。

(3) 放物線① が直線 $y = 3x + 6$ に接するとき，a の値は $-\dfrac{\boxed{ミ}}{\boxed{ム}}$，$\boxed{メ モ}$ で，

接点の x 座標は a のそれぞれに対して $\boxed{ヤ ユ}$，$\boxed{ヨ ラ}$ である。

$\boxed{\text{C}}$　$\triangle \text{ABC}$は$\text{BC} : \text{CA} : \text{AB} = 2 : \sqrt{3} : 1$の三角形である。

　$\angle$Aの二等分線と辺BCとの交点をDとするとき，$\text{AD} = 3$であるという。次の各問いに答えよ。

(1)　$\text{BD} = \sqrt{\boxed{\text{リ}}}$

(2)　$\text{CD} = \boxed{\text{ル}}\sqrt{\boxed{\text{レ}}}$

それゆえ，

(3)　$\text{BC} = \boxed{\text{ロ}}\sqrt{\boxed{\text{ワ}}} + \sqrt{\boxed{\text{ヲ}}}$

また，

(4)　$\text{CA} = \dfrac{\boxed{\text{ア}}\left(\sqrt{\boxed{\text{イ}}} + \sqrt{\boxed{\text{ウ}}}\right)}{\boxed{\text{エ}}}$

ただし，$\boxed{\text{イ}} < \boxed{\text{ウ}}$とする。

(5)　$\text{AB} = \dfrac{\boxed{\text{オ}}\sqrt{\boxed{\text{カ}}} + \sqrt{\boxed{\text{キ}}}}{\boxed{\text{ク}}}$　であり，

(6)　これらのことから $\sin 75° = \dfrac{\sqrt{\boxed{\text{ケ}}} + \sqrt{\boxed{\text{コ}}}}{\boxed{\text{サ}}}$

ただし，$\boxed{\text{ケ}} < \boxed{\text{コ}}$とする。

化　学

問題　27年度

第一期

設問は20題ある。

解答はそれぞれの設問の選択肢の中から１つ選び，解答用紙に問１〜問20の該当する箇所を鉛筆でぬりつぶすこと。

必要があれば，アボガドロ定数 $N_A = 6.0 \times 10^{23}$/mol，標準状態における気体の体積は 22.4 L/mol とし，原子量は次の値を使うこと。

H＝1.0　　C＝12　　O＝16　　S＝32

問１　次の原子のうち，原子核に中性子が30個含まれ，二価の陽イオンは原子核のまわりに24個の電子をもつものはどれか。

① ^{40}Ca　　　② ^{63}Cu　　　③ ^{56}Fe　　　④ ^{24}Mg

⑤ ^{64}Zn　　　⑥ ^{52}Cr

問２　次の記述のうち，誤っているものの正しい組合せはどれか。

a　空気は，２種類以上の物質が混じり合っているので混合物である。

b　塩酸は，１種類の物質だけからできているので純物質である。

c　1.0×10^5 Pa（１気圧）のもとで，純粋な水の沸点は 100℃ である。食塩水の沸点は 100℃ より高くなるが，水が蒸発しても沸点は変わらない。

d　物質の性質の違いを利用して，混合物から目的の物質を分ける操作を分離といい，さらに不純物を取り除き，より純度の高い物質を得る操作を精製という。

①（a，b）　　②（a，c）　　③（a，d）　　④（b，c）

⑤（b，d）　　⑥（c，d）　　⑦（a，b，d）　　⑧（b，c，d）

問3 次の分子のうち，非共有電子対を最も多くもつ無極性分子はどれか。

① アセチレン　　　② アンモニア　　　③ テトラクロロメタン

④ 二酸化炭素　　　⑤ フッ素　　　　　⑥ ベンゼン

問4 質量パーセント濃度が98％の濃硫酸（密度 $1.8\,\mathrm{g/cm^3}$）を用いて，$0.50\,\mathrm{mol/L}$ の希硫酸を $500\,\mathrm{mL}$ つくりたい。必要な濃硫酸の量（mL）として最も近いものはどれか。

① 6.8　　　　② 14　　　　③ 21　　　　④ 27　　　　⑤ 54

問5 炭素と水素とプロパンの燃焼熱を x, y, z（kJ/mol）とするとき，プロパンの生成熱（kJ/mol）を表す式はどれか。

① $3x+4y-z$　　　② $3x+4y+z$　　　③ $2x+4y-z$

④ $2x+4y+z$　　　⑤ $3x+2y-z$　　　⑥ $3x+2y+z$

⑦ $2x+3y-z$　　　⑧ $2x+3y+z$

問6 $0.030\,\mathrm{mol/L}$ 水酸化ナトリウム水溶液 $100\,\mathrm{mL}$ と $0.025\,\mathrm{mol/L}$ 硫酸 $100\,\mathrm{mL}$ を混合した水溶液の pH はどれか。

① 1　　　② 2　　　③ 3　　　④ 6　　　⑤ 7

⑥ 8　　　⑦ 10　　　⑧ 11　　　⑨ 12

問7　次の物質を混合させたとき，反応を起こさないものの正しい組合せはどれか。

　　a　硫化ナトリウムと塩酸　　　　　b　炭酸水素ナトリウムと塩化ナトリウム

　　c　酢酸ナトリウムと硫酸　　　　　d　塩化カルシウムと塩酸

　　e　塩化ナトリウムと硫酸　　　　　f　塩化アンモニウムと水酸化ナトリウム

　　① （a，b）　　② （a，e）　　③ （b，d）　　④ （b，f）

　　⑤ （c，d）　　⑥ （c，e）　　⑦ （d，e）　　⑧ （d，f）

　　⑨ （e，f）

問8　0.10 mol/L 過マンガン酸カリウム水溶液（硫酸酸性）100 mL に 0.20 mol/L
過酸化水素水 100 mL を加えた。このとき標準状態で発生する酸素の量（mL）は
どれか。

　　① 0.224　　② 0.448　　③ 2.24　　④ 4.48

　　⑤ 22.4　　　⑥ 44.8　　　⑦ 224　　　⑧ 448

問9　次の記述のうち，正しいものの組合せはどれか。

　　a　ボルタ電池では，分極を避けるため酸化剤を加えるとよい。

　　b　ダニエル電池では，正極の銅が溶けて銅イオンとなる。

　　c　鉛蓄電池を放電させたとき，正極（PbO_2），負極（Pb）ともに質量が増加する。

　　d　白金電極を入れ硫酸銅（Ⅱ）水溶液を電気分解したところ，陰極に酸素が発生
する。

　　① （a，b）　　② （a，c）　　③ （a，d）　　④ （b，c）

　　⑤ （b，d）　　⑥ （c，d）　　⑦ （a，b，d）　　⑧ （a，c，d）

問10～12 鉄に関する次の記述を読んで，以下の設問に答えよ。

鉄に，希塩酸を加えると，気体（Ⅰ）を発生しながら鉄は完全に溶け，淡緑色の水溶液Ａとなった。この水溶液Ａに塩素ガスを通じると，溶液の色が（ア）に変化した水溶液Ｂとなった。この水溶液Ｂに（イ）水溶液を加えると，濃青色の沈殿を生じた。

次に，沸騰している水の中に水溶液Ｂを少量ずつ滴下すると，赤褐色の透明な溶液Ｃとなった。この溶液Ｃに横から光束を当てると，光の通路が明るく輝いて見えた。このような現象をチンダル現象といい，コロイドが光を（ウ）するためにおこる現象である。また，溶液Ｃに硫酸ナトリウム水溶液を加えると，赤褐色の沈殿が生成した。このような現象を（エ）という。さらに，溶液Ｃを電気泳動させたところ，（オ）のまわりの溶液の色が濃くなった。

問10 次の気体を発生させたとき，気体（Ⅰ）の捕集法と同じ方法で捕集するものの正しい組合せはどれか。

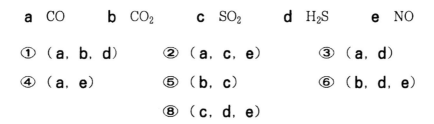

問11 空欄（**ア**）および（**イ**）に当てはまる色および化学式の正しい組合せはどれか。

	（**ア**）	（**イ**）
①	黄褐色	$K_3[Fe(CN)_6]$
②	黄褐色	$K_4[Fe(CN)_6]$
③	黄褐色	KSCN
④	緑白色	$K_3[Fe(CN)_6]$
⑤	緑白色	$K_4[Fe(CN)_6]$
⑥	緑白色	KSCN

問12 空欄（**ウ**），（**エ**）および（**オ**）に当てはまる語句の正しい組合せはどれか。

	（**ウ**）	（**エ**）	（**オ**）
①	吸収	凝析	陽極
②	吸収	塩析	陽極
③	吸収	凝析	陰極
④	吸収	塩析	陰極
⑤	散乱	凝析	陽極
⑥	散乱	塩析	陽極
⑦	散乱	凝析	陰極
⑧	散乱	塩析	陰極

問13 次の記述のうち，正しいものはどれか。

① 濃硫酸は，無色の高い粘性をもつ揮発性の液体である。

② 濃硫酸は，ほとんどが電離しているために強い酸として働く。

③ ギ酸に濃硫酸を加えて加熱すると，一酸化炭素が得られる。

④ 熱濃硫酸に銅を入れると，銅は完全に溶け，淡赤色の溶液になる。

⑤ 希硫酸を調整するときは，かき混ぜながら濃硫酸に水をゆっくりと注ぐ。

問14 次の記述の正誤について，正しい組合せはどれか。

a ハロゲンの酸化力の強さは，$I_2 > Br_2 > Cl_2 > F_2$ の順である。

b ハロゲン化水素の酸性の強さは，$HI > HBr > HCl > HF$の順である。

c ハロゲン化水素を沸点の高い順に並べると，$HF > HCl > HBr > HI$ となる。

d 塩素のオキソ酸の酸化力の強さは，$HClO_4 > HClO_3 > HClO_2 > HClO$ の順である。

	a	b	c	d
①	正	正	誤	正
②	正	誤	正	誤
③	誤	正	正	正
④	誤	正	正	誤
⑤	誤	正	誤	誤
⑥	誤	誤	誤	正

問15 次の物質1gをそれぞれ1Lの水に溶かしたとき，浸透圧が最も高くなるものはどれか。

① NaF   ② NaCl   ③ NaBr   ④ KF

⑤ KCl   ⑥ KBr

問16 次の記述の正誤について，正しい組合せはどれか。

a 酢酸ナトリウムを水酸化ナトリウムとともに加熱するとメタンが発生する。

b 不飽和結合の1本が開いて，そこに他の原子が結合する反応を付加反応という。

c エチレンが付加重合してできた生成物はポリプロピレンと呼ばれる。

	a	b	c
①	正	正	正
②	正	正	誤
③	正	誤	正
④	正	誤	誤
⑤	誤	正	正
⑥	誤	正	誤
⑦	誤	誤	正
⑧	誤	誤	誤

問17～18 分子式 $C_4H_{10}O$ で示される化合物について，以下の設問に答えよ。

問17 構造異性体の数はいくつか。

① 1つ　　　② 2つ　　　③ 3つ　　　④ 4つ

⑤ 5つ　　　⑥ 6つ　　　⑦ 7つ　　　⑧ 8つ

問18 構造異性体のうち，酸化剤で酸化される化合物の数はいくつか。

① 1つ　　　② 2つ　　　③ 3つ　　　④ 4つ

⑤ 5つ　　　⑥ 6つ　　　⑦ 7つ　　　⑧ 8つ

問19 次の芳香族化合物のうち，無水酢酸と反応するものの正しい組合せはどれか。

a トルエン　　　b サリチル酸　　　c アニリン
d ニトロベンゼン　　e フェノール

① （a，b，c）　　　② （a，b，d）　　　③ （a，b，e）

④ （a，c，d）　　　⑤ （a，c，e）　　　⑥ （b，c，d）

⑦ （b，c，e）　　　⑧ （b，d，e）　　　⑨ （c，d，e）

問20 次の記述の正誤について，正しい組合せはどれか。

a グルコースはブドウ糖とも呼ばれ，サツマイモなどを加水分解してつくられる。

b フルクトースは麦芽糖とも呼ばれ，加水分解によりグルコースを生じる。

c マルトースはショ糖とも呼ばれ，砂糖の主成分である。

	a	b	c
①	正	正	正
②	正	正	誤
③	正	誤	正
④	正	誤	誤
⑤	誤	正	正
⑥	誤	正	誤
⑦	誤	誤	正
⑧	誤	誤	誤

第一薬科大学 27年度 (14)

数　学

解答

27年度

A

〔解答〕

(1)

ア	イ	ウ
3	4	2

(2)

エ	オ	カ	キ
−	1	2	9

(3)

ク	ケ
6	2

(4)

コ	サ
−	2

(5)

シ	ス
1	3

(6)

セ	ソ
2	2

(7)

タ	チ	ツ	テ	ト	ナ
6	4	8	0	0	0

(8)

ニ
②

〔出題者が求めたポイント〕

(1) $x^2+4x=t$ とおき，展開し因数分解して，もとに戻してから因数分解できるところをする。

(2) $x^4+4x^3-2x^2+ax+b=(x^2+mx+n)^2$ として，未定係数法により，m, n, a, b を求める。

(3) $\sqrt{a+b+2\sqrt{ab}}=\sqrt{(\sqrt{a}+\sqrt{b})^2}=\sqrt{a}+\sqrt{b}$ より 2 重根号をはずす。
分母は，$(a+b)(a-b)=a^2-b^2$ を利用して，有理化する。

(4) $-4\leqq x$ と，$x<-4$ に分けて，絶対値をはずして解いて，合わせる。
$$|x-k|=\begin{cases} x-k & (x\geqq k) \\ -x+k & (x<k) \end{cases}$$

(5) $(x-n)(y-m)=k$ の形に因数分解して，k になる整数の組を調べる。

(6) $1+\tan^2\theta=\dfrac{1}{\cos^2\theta}$

(7) 大学生 5 人から 2 人選び，高校生 6 人から 2 人選び，中学生 4 人から 2 人選び，選んだ 6 人を並べる。それぞれの場合の数の積。

(8) p ならば q が真のとき，p は q であるための十分条件といい，q は p であるための必要条件という。
$p\Rightarrow q$，$q\Rightarrow p$ の真偽を判断する。

〔解法のプロセス〕

(1) $x^2+4x=t$ とする。
$$(t-1)(t+2)-4=t^2+t-6=(t+3)(t-2)$$
t をもとに戻す。
$$(x^2+4x+3)(x^2+4x-2)$$
$$=(x+1)(x+3)(x^2+4x-2)$$

(2) $x^4+4x^3-2x^2+ax+b=(x^2+mx+n)^2$ とする。
右辺 $=x^4+2mx^3+(m^2+2n)x^2+2mnx+n^2$
よって，$\begin{cases} 2m=4 & より \quad m=2 \\ m^2+2n=-2 & より \quad n=-3 \\ 2mn=a & より \quad a=2\cdot2\cdot(-3)=-12 \\ n^2=b & より \quad b=(-3)^2=9 \end{cases}$
従って，$a=-12$, $b=9$

(3) $\sqrt{2+\sqrt{3}}=\sqrt{\dfrac{4+2\sqrt{3}}{2}}=\dfrac{\sqrt{(\sqrt{3}+1)^2}}{\sqrt{2}}=\dfrac{\sqrt{3}+1}{\sqrt{2}}$
$$\dfrac{2}{\sqrt{2+\sqrt{3}}}=\dfrac{2\sqrt{2}}{\sqrt{3}+1}=\dfrac{2\sqrt{2}(\sqrt{3}-1)}{(\sqrt{3}+1)(\sqrt{3}-1)}$$

$$=\dfrac{2\sqrt{2}(\sqrt{3}-1)}{2}=\sqrt{6}-\sqrt{2}$$

(4) $-4\leqq x$ のとき，$x+4-3x>8$ より
$\qquad x<-2$ 　　従って，$-4\leqq x<-2$ ……①
$x<-4$ のとき，$-x-4-3x>8$ より
$\qquad x<-3$ 　　従って，$x<-4$ ……②
①，②より　$x<-2$

(5) $(x-3)(y+2)=4$

$x-3$	$y+2$	x	y
1	4	4	2
2	2	5	0
4	1	7	−1

$x-3$	$y+2$	x	y
−1	−4	2	−6
−2	−2	1	−4
−4	−1	−1	−3

x, y がともに負の解は，$x=-1$, $y=-3$

(6) $1+\tan^2\theta=\left(\dfrac{3}{1}\right)^2$ より　$\tan^2\theta=8$
$\qquad \tan\theta=2\sqrt{2}$

(7) $_5C_2\cdot_6C_2\cdot_4C_2\cdot6!=10\times15\times6\times720=648000$

(8) $a=b$ ならば $ma=mb$ (真)
$ma=mb$ ならば $a=b$ (偽)
　($m=0$ のときがある。)
従って，$a=b$ は $ma=mb$ であるための十分条件であるが必要条件でない。②

B

〔解答〕

(1)

ヌ	ネ	ノ	ハ	ヒ	フ
1	1	−	2	−	2

(2)

ヘ	ホ	マ
1	−	2

(3)

ミ	ム	メ	モ	ヤ	ユ	ヨ	ラ
2	9	−	2	−	5	−	1

〔出題者が求めたポイント〕

(1) 連立方程式で，x, y を求める。

(2) (1)で求めた交点の座標を代入する。2 つの方程式より b, c を a で表わす。

(3) 放物線①の b, c を a で表わして，直線の式と連立方程式にしてから，x の 2 次方程式にする。
接することより $D=0$ から a を求める。

〔解法のプロセス〕

(1) $2-x^2=x$ より　$x^2+x-2=0$
$\qquad (x-1)(x+2)=0$ 　よって，$x=1$, -2
従って，交点は，$(x, y)=(1, 1)$, $(-2, -2)$

(2) $(1, 1)$ を通るので，$a+b+c=1$ ……①
$(-2, -2)$ を通るので，$4a-2b+c=-2$ ……②
②−①より　$3a-3b=-3$ 　∴ $b=a+1$
①に代入　$a+a+1+c=1$ 　∴ $c=-2a$

(3) よって，$f(x)=ax^2+(a+1)x-2a$
$\qquad ax^2+(a+1)x-2a=3x+6$
$\qquad ax^2+(a-2)x-2a-6=0$
接することより，$(D=)(a-2)^2-4a(-2a-6)=0$
$\qquad 9a^2+20a+4=0$ より　$(a+2)(9a+2)=0$

$$a = -\frac{2}{9}, \quad -2$$

$a = -\frac{2}{9}$ のとき, $-\frac{2}{9}x^2 - \frac{20}{9}x - \frac{50}{9} = 0$

$$-\frac{2}{9}(x+5)^2 = 0 \quad \therefore \quad x = -5$$

$a = -2$ のとき, $-2x^2 - 4x - 2 = 0$

$$-2(x+1)^2 = 0 \quad \therefore \quad x = -1$$

$$\frac{AB}{\sin\angle ADB} = \frac{3}{\sin 60°}$$

$$\sin 75° = AB\frac{1}{3}\sin 60° = \frac{3\sqrt{2}+\sqrt{6}}{2}\cdot\frac{1}{3}\cdot\frac{\sqrt{3}}{2}$$

$$= \frac{3\sqrt{6}+3\sqrt{2}}{12} = \frac{\sqrt{2}+\sqrt{6}}{4}$$

C

〔解答〕

(1)

リ
6

(2)

ル	レ
3	2

(3)

ロ	ワ	ヲ
3	2	6

(4)

ア	イ	ウ	エ
3	2	6	2

(5)

オ	カ	キ	ク
3	2	6	2

(6)

ケ	コ	サ
2	6	4

〔出題者が求めたポイント〕

$$\cos A = \frac{AB^2 + CA^2 - BC^2}{2AB\cdot CA}$$

$$\cos B = \frac{BC^2 + AB^2 - CA^2}{2BC\cdot AB}$$

$$\cos C = \frac{CA^2 + BC^2 - AB^2}{2CA\cdot BC}$$

△ABC の外接円の半径を R とすると,

$$\frac{BC}{\sin A} = \frac{CA}{\sin B} = \frac{AB}{\sin C} = 2R$$

〔解法のプロセス〕

$BC = 2t$, $CA = \sqrt{3}t$, $AB = t$ とする。

$$\cos A = \frac{3t^2 + t^2 - 4t^2}{2\cdot\sqrt{3}t\cdot t} = 0 \quad \therefore \quad A = 90°$$

$$\cos B = \frac{4t^2 + t^2 - 3t^2}{2\cdot 2t\cdot t} = \frac{1}{2} \quad \therefore \quad B = 60°$$

$$C = 180° - 90° - 60° = 30°$$

$$\angle DAB = 90° \div 2 = 45°, \quad \angle CAD = 45°$$

(1) $\dfrac{BD}{\sin 45°} = \dfrac{3}{\sin 60°}$ より $BD = 3\dfrac{1}{\sin 60°}\sin 45°$

従って, $BD = 3\dfrac{2}{\sqrt{3}}\dfrac{1}{\sqrt{2}} = \dfrac{6}{\sqrt{6}} = \sqrt{6}$

(2) $\dfrac{CD}{\sin 45°} = \dfrac{3}{\sin 30°}$ より $CD = 3\dfrac{1}{\sin 30°}\sin 45°$

従って, $CD = 3\dfrac{2}{1}\dfrac{1}{\sqrt{2}} = \dfrac{6}{\sqrt{2}} = 3\sqrt{2}$

(3) $BC = BD + DC = \sqrt{6} + 3\sqrt{2} = 3\sqrt{2} + \sqrt{6}$

(4) $2t = 3\sqrt{2} + \sqrt{6}$ より $t = \dfrac{3\sqrt{2}+\sqrt{6}}{2}$

$$CA = \sqrt{3}t = \frac{3\sqrt{6}+3\sqrt{2}}{2} = \frac{3(\sqrt{2}+\sqrt{6})}{2}$$

(5) $AB = t = \dfrac{3\sqrt{2}+\sqrt{6}}{2}$

(6) $\angle ADB = 180° - (45° + 60°) = 75°$

化　学

解答　　27年度

1　期

❶

〔解答〕

問1.　③　　問2.　④　　問3.　③　　問4.　②

問5.　①　　問6.　②　　問7.　③　　問8.　⑧

問9.　②　　問10.　④　　問11.　②　　問12.⑦

問13.　③　　問14.⑤　　問15.①

問16.　②　　問17.　⑦　　問18.　③　　問19.　⑦

問20.　④

〔出題者が求めたポイント〕

小問集合問題。

〔解答のプロセス〕

問1.　元素 X の陽子数($=$中性原子の電子数)を p，質量数を m とする。

　　中性子数＋陽子数＝質量数

　　$30 + p = m$

また，$X \longrightarrow X^{2+} + 2e^-$ で，X^{2+} の電子数 24 から，

　　$24 + 2 = 26 = p$　　よって　$m = 30 + 26 = 56$

$^{56}_{26}X$ に相当するのは ^{56}Fe(原子番号 26)

問2.　a：正：空気は N_2，O_2 などの混合物。

　　b：誤：塩酸は塩化水素 HCl(純物質)の水溶液なので混合物。

　　c：誤：食塩水の沸点は濃度が大きいほど高い。水が蒸発するにつれ，食塩水の濃度は大きくなり，沸点は高くなっていく。

　　d：正：

　　誤っているものは，b と c

問3.　① H$-$C$\equiv$C$-$H(非共有電子対 0，無極性)

②

　　H$-$N (非共有電子対 1、極性)

③

　　:Cl: $-$C$-$:Cl: (非共有電子対 12、無極性)

④　:O$=$C$=$O: (非共有電子対 4、無極性)

⑤　:F$-$F: (非共有電子対 6、無極性)

⑥ (非共有電子対 0、無極性)

問4.　濃硫酸を x(mL)とする。H$_2$SO$_4$(分子量 98)

　　濃硫酸の物質量＝希硫酸の物質量

$$\frac{x \times 1.8 \times 0.98}{98} = 0.50 \times \frac{500}{1000}$$

$$x = 14 \text{(mL)}$$

問5.　$C + O_2 = CO_2 + x \text{(kJ)}$　　　　……(1)

　　$H_2 + \left(\frac{1}{2}\right)O_2 = H_2O + y \text{(kJ)}$　　　……(2)

　　$C_3H_8 + 5O_2 = 3CO_2 + 4H_2O + z \text{(kJ)}$　……(3)

(1)$\times 3 +$(2)$\times 4 -$(3)を計算し，C$_3$H$_8$ を移項する。

　　$3C + 4H_2 = C_3H_8 + (3x + 4y - z)$

C$_3$H$_8$ の生成熱は $3x + 4y - z$

問6.　NaOH $\longrightarrow$ Na$^+$ + OH$^-$

　　H$_2$SO$_4$ $\longrightarrow$ 2H$^+$ + SO$_4^{2-}$

OH$^-$ の物質量：$0.030 \times \left(\frac{100}{1000}\right) = 0.003 \text{(mol)}$

H$^+$ の物質量：$2 \times 0.025 \times \left(\frac{100}{1000}\right) = 0.005 \text{(mol)}$

混合後 200 mL 溶液中には H$^+$ が$(0.005 - 0.003)$mol 存在する。

　　$[\text{H}^+] = 0.002 \times \left(\frac{1000}{200}\right) = 0.01 = 1 \times 10^{-2} \text{(mol/L)}$

　　$\text{pH} = -\log[\text{H}^+] = 2$

問7.　a.　$Na_2S + 2HCl \longrightarrow 2NaCl + H_2S$

　　b.　$NaHCO_3 + NaCl \longrightarrow$ 反応しない

　　c.　$2CH_3COONa + H_2SO_4 \longrightarrow 2CH_3COOH + Na_2SO_4$

　　d.　$CaCl_2 + HCl \longrightarrow$ 反応しない

　　e.　$NaCl + H_2SO_4 \longrightarrow NaHSO_4 + HCl$

　　f.　$NH_4Cl + NaOH \longrightarrow NaCl + H_2O + NH_3$

　　反応しないのは b と d

問8.　$2MnO_4^- + 6H^+ + 5H_2O_2$

　　　　　　　　　　$\longrightarrow 2Mn^{2+} + 8H_2O + 5O_2$

KMnO$_4$ の物質量：$0.10 \times \left(\frac{100}{1000}\right) = 0.01 \text{(mol)}$

H$_2$O$_2$ の物質量：$0.20 \times \left(\frac{100}{1000}\right) = 0.02 \text{(mol)}$

KMnO$_4$ と H$_2$O$_2$ は物質量比 2：5 の割合で過不足なく反応する。この場合，H$_2$O$_2$ はすべて反応し，KMnO$_4$ が余る。反応式から H$_2$O$_2$ 5 mol から O$_2$ 5 mol 発生するので，発生する O$_2$ は

　　$0.02 \times 22.4 \times 1000 = 448 \text{(mL)}$

問9.　a：正：ボルタ電池　(負極)Zn $\longrightarrow$ Zn^{2+} + 2e$^-$

　　　　　　　　　　　　　(正極)2H$^+$ + 2e$^-$ $\longrightarrow$ H$_2$

発生する H$_2$ が分極作用をするので酸化剤で酸化し，水にする。

　　b：誤：ダニエル電池　(負極)Zn $\longrightarrow$ Zn^{2+} + 2e$^-$

　　　　　　　　　　　　　(正極)Cu^{2+} + 2e$^-$ $\longrightarrow$ Cu

正極では，銅(Ⅱ)イオンが電子と反応して銅となる。

　　c：正：鉛蓄電池の放電

　　(負極)Pb + SO$_4^{2-}$ $\longrightarrow$ PbSO$_4$ + 2e$^-$

（正極）$PbO_2 + 4H^+ + SO_4^{2-} \longrightarrow PbSO_4 + 2H_2O$

生成する $PbSO_4$ は水に不溶で，極板に付着する。

陰極は（$PbSO_4$ と Pb との差），陽極は（$PbSO_4$ と PbO_2 との差）の質量増加がある。

d：誤：（陰極）$Cu^{2+} + 2e^- \longrightarrow Cu$

（陽極）$4OH^- \longrightarrow 2H_2O + 4e^- + O_2$

酸素が発生するのは陽極

　　　正しいのは，a と c

問 10.　$Fe + 2HCl \longrightarrow FeCl_2 + H_2$（発生する気体）

H_2 は水に溶けにくいので水上置換で捕集する。

a．CO，e．NO は水に溶けないので水上置換で捕集する。

問 11.　（ア）水溶液 A には Fe^{2+} が含まれる。

$FeCl_2 \longrightarrow Fe^{2+} + 2Cl^-$

Fe^{2+} が Cl_2 で Fe^{3+} に酸化され，黄褐色（水溶液 B）となる。

$2Fe^{2+} + Cl_2 \longrightarrow 2Fe^{3+}$（黄褐色）$+ 2Cl^-$

（イ）ヘキサシアノ鉄(Ⅱ)酸カリウム $K_4[Fe(CN)_6]$ 水溶液で，濃青色沈澱を生成する。

$Fe^{3+} + K_4[Fe(CN)_6]$

　　　$\longrightarrow KFe[Fe(CN)_6]$（濃青色沈澱）$+ 3K^+$

問 12.　（ウ）Fe^{3+} を含む溶液を熱湯に注ぐと水酸化鉄(Ⅲ)コロイド溶液となり，赤褐色溶液（C）となる。

$Fe^{3+} + 3H_2O$

　　　　　$\longrightarrow Fe(OH)_3$（赤褐色コロイド）$+ 3H^+$

コロイド溶液に横から光をあてると，コロイド粒子が光を散乱し，光の通路が見える。これをチンダル現象という。

（エ）水酸化鉄(Ⅲ)コロイド溶液は疎水コロイドで，少量の電解質溶液で沈澱する。これを凝析と言う。

（オ）このコロイド溶液は，H^+ や Fe^{3+} を吸着しているため正（＋）に帯電しているので，電圧をかけると陰極に移動する。これを電気泳動という。

問 13.　①：誤：濃硫酸は不揮発性。

②：誤：濃硫酸はほとんど電離しない。希硫酸はほとんど電離している。電離には水が必要。

③：正：$HCOOH \longrightarrow H_2O + CO$

濃硫酸は脱水作用をする。

④：誤：銅イオン Cu^{2+} が生成するので青色となる。

$Cu + 2H_2SO_4 \longrightarrow Cu^{2+} + SO_4^{2-} + H_2O + SO_2$

⑤：誤：水に濃硫酸を入れてうすめる。

問 14.　a：誤：酸化力は $F_2 > Cl_2 > Br_2 > I_2$

b：正：ハロゲン化水素 HX は，ハロゲン化物イオン X^- が大きいほど電子が非局在化してイオンとしての安定性が強まる。つまり，酸性の強さは HI ＞ HBr ＞ HCl ＞ HF である。フッ化水素は水素結合をつくるため，特に電離が起こりにくく，酸性が弱い。

c：誤：HF は水素結合をつくり，特に高い沸点を示す。それ以外は分子量の大きい分子ほど沸点は高い。沸点は HF ＞ HI ＞ HBr ＞ HCl である。

d：誤：塩素のオキソ酸の酸化力は

$HClO > HClO_2 > HClO_3 > HClO_4$

HClO は酸化力が強く，漂白剤などに用いられるが，

$HClO_4$ は酸性は強いが酸化力は弱いので，漂白などには用いられない。

問 15.　浸透圧はモル濃度に比例する。ハロゲンとアルカリ金属からなる化合物は，すべて水に溶ける強電解質のため，電離により 1 mol が非電解質の 2 mol に相当する。（例）$NaCl \longrightarrow Na^+ + Cl^-$

すべてが，ハロゲンとアルカリ金属の化合物なので，式量の最も小さいものが，1 g あたりの物質量が最も大きい。ハロゲンの原子量は F ＜ Cl ＜ I，アルカリ金属の原子量は Na ＜ K なので，NaF の式量が最も小さく，1 g あたりの物質量が最も大きい。

問 16.　a：正：$CH_3COONa + NaOH$

　　　　　　　　　　　$\longrightarrow Na_2CO_3 + CH_4$

b：正：$CH_2 = CH_2 + H_2$

　　　　　　　$\longrightarrow$（付加反応）$\longrightarrow CH_3-CH_3$

c：誤：$nCH_2 = CH_2 \longrightarrow$（付加重合）$\longrightarrow$

　　　　　　　$+CH_2-CH_2{}_n$　ポリエチレン

問 17.　次の 7 つ。

第一級アルコール（2 つ）　（ア）$CH_3CH_2CH_2CH_2OH$

（イ）$(CH_3)_2CHCH_2OH$

第二級アルコール（1 つ）　（ウ）$CH_3CH_2CH(OH)CH_3$

第三級アルコール（1 つ）　（エ）$(CH_3)_3COH$

エーテル（3 つ）　（オ）$CH_3CH_2CH_2OCH_3$

（カ）$CH_3CH_2OCHCH_3$　（キ）$(CH_3)_2CHOCH_3$

問 18.　酸化されるのは第一級アルコールの（ア），（イ），第二級アルコールの（ウ）で合計 3 つ。なお，エーテルは酸化されない。

問 19.　b．$C_6H_4(OH)COOH + (CH_3CO)_2O$

　　　　　$\longrightarrow C_6H_4(OCOCH_3)COOH + CH_3COOH$

c．$C_6H_5NH_2 + (CH_3CO)_2O$

　　　　　$\longrightarrow C_6H_5NHCOCH_3 + CH_3COOH$

e．$C_6H_5OH + (CH_3CO)_2O$

　　　　　$\longrightarrow C_6H_5OCOCH_3 + CH_3COOH$

問 20.　a：正：デンプンを加水分解するとグルコースとなる。イモ類は，デンプンを多く含む。

b：誤：フルクトースは果糖のことで，単糖類なので加水分解を受けない。

c：誤：マルトースは麦芽糖とも言われる。ショ糖とは異なり，砂糖の成分でもない。

平成26年度

問 題 と 解 答

平成26年度

第一薬科大学　26 年度　(1)

化　学

問題　　26年度

第一期

設問は 25 題ある。

解答はそれぞれの設問の選択肢の中から 1 つ選び，解答用紙に問 1 ～問25 の該当する箇所を鉛筆でぬりつぶすこと。

必要があれば，アボガドロ定数　$N_A = 6.0 \times 10^{23}/\text{mol}$ とし，原子量は次の値を使うこと。

H＝1.0	C＝12	N＝14	O＝16	Cl＝35.5
K＝39.1	Cu＝63.5	Zn＝65.4		

問 1　次のうち，L 殻の電子数の合計が 9 となるものの組合せはいくつあるか。

Li と F⁻	Li⁺ と Ne	Be と F	Be と B
B と C	B と N	C と N	N と O

①　1つ　　②　2つ　　③　3つ　　④　4つ

⑤　5つ　　⑥　6つ　　⑦　7つ　　⑧　8つ

問2　次の文中の空欄（ａ）〜（ｃ）に当てはまる語句の正しい組合せはどれか。

　　原子から１個の電子を取り去るのに必要なエネルギーを（ａ）と呼び，この
エネルギーが小さいほど（ｂ）になりやすい。また，（ａ）は，同族の原子では
原子番号が大きくなるにつれて（ｃ）なる。

	（ａ）	（ｂ）	（ｃ）
①	イオン化エネルギー	陽イオン	小さく
②	イオン化エネルギー	陰イオン	小さく
③	イオン化エネルギー	陽イオン	大きく
④	電気陰性度	陰イオン	大きく
⑤	電気陰性度	陽イオン	大きく
⑥	電気陰性度	陰イオン	小さく
⑦	電子親和力	陽イオン	大きく
⑧	電子親和力	陰イオン	大きく
⑨	電子親和力	陽イオン	小さく

問3　一定量のジクロロメタンを合成するとき，一つの分子内に ^{35}Cl と ^{37}Cl の両方を
含むものが合成される割合（％）はいくらか。ただし，自然界での塩素の同位体の
存在比は，^{35}Cl が 76 ％，^{37}Cl が 24 ％である。

① 5.8　　　　　② 9.1　　　　　③ 18.2

④ 36.5　　　　⑤ 57.8　　　　⑥ 73.0

<u>問4～5</u> 共有結合の結晶に関する以下の設問に答えよ。

問4 次の結晶のうち，共有結合の結晶はいくつあるか。

ダイヤモンド	ナフタレン	二酸化炭素	塩化ナトリウム
二酸化ケイ素	ケイ素	炭酸カルシウム	カルシウム

① 1つ   ② 2つ   ③ 3つ   ④ 4つ

⑤ 5つ   ⑥ 6つ   ⑦ 7つ   ⑧ 8つ

問5 共有結合の結晶の一般的な性質として，正しいものの組合せはどれか。

a 水によく溶ける   b 電気をよく通す   c 展性・延性に富む

d 融点が高い   e 硬い

① （a，b）   ② （a，c）   ③ （a，d）   ④ （b，d）

⑤ （b，e）   ⑥ （c，d）   ⑦ （c，e）   ⑧ （d，e）

問6 塩素酸カリウムに少量の酸化マンガン（Ⅳ）を加えて熱すると酸素が得られる。標準状態で44.8 Lの酸素を発生させるために必要な塩素酸カリウムの質量（g）はいくらか。

① 40.9   ② 54.5   ③ 81.7

④ 122.6   ⑤ 163.5   ⑥ 245.2

問7〜9　酸と塩基による中和反応に関する次の記述を読み，以下の設問に答えよ。

　一般的に，酸と塩基の中和反応では，塩と水が生成する。塩の種類として，例えば，炭酸と水酸化ナトリウムとの中和反応により，（ａ）が生成し，これを（ｂ）と呼ぶ。一方，塩化カルシウムと水酸化ナトリウムとの中和反応で生成する（ｃ）は，（ｄ）と呼ばれる。

　酸と塩基の中和点を正確に求める方法として中和滴定がある。この滴定を利用することで，濃度未知の酸もしくは塩基の水溶液濃度を求めることができる。

問7　空欄（ａ）〜（ｄ）に当てはまる化学式または語句の正しい組合せはどれか。

	（ａ）	（ｂ）	（ｃ）	（ｄ）
①	$NaHCO_3$	酸性塩	$CaCl(OH)$	正　塩
②	Na_2CO_3	塩基性塩	$Ca(OH)_2$	酸性塩
③	CO_2	正　塩	$CaCl(OH)$	塩基性塩
④	$NaHCO_3$	塩基性塩	$Ca(OH)_2$	酸性塩
⑤	Na_2CO_3	酸性塩	$CaCl(OH)$	正　塩
⑥	CO_2	正　塩	$Ca(OH)_2$	塩基性塩
⑦	$NaHCO_3$	酸性塩	$CaCl(OH)$	塩基性塩
⑧	Na_2CO_3	塩基性塩	$Ca(OH)_2$	正　塩
⑨	CO_2	正　塩	$CaCl(OH)$	酸性塩

問8　濃度未知の酢酸水溶液の濃度を求めるため，以下の中和滴定を行った。

　フラスコの中には，濃度未知の酢酸水溶液が 10 mL 存在している。フラスコ内に指示薬を加えて，0.20 mol/L の水酸化ナトリウム水溶液で中和滴定を行ったところ，7.5 mL を必要とした。この酢酸水溶液の濃度（mol/L）はいくらか。

①　0.15　　　②　0.30　　　③　0.45　　　④　0.6　　　⑤　0.75

問9 問8の中和滴定反応に最も適した指示薬はどれか。

① メチルオレンジ　　　　② メチルレッド　　　　③ リトマス

④ ブロモチモールブルー　⑤ フェノールフタレイン

問10 次の化合物の組合せのうち，下線をつけた原子の酸化数が同じものはどれか。

① $Na_2\underline{S}O_3$ と $Na_2\underline{S}O_4$　　　② $H_2\underline{O}_2$ と $\underline{O}_2$　　③ $K\underline{Mn}O_4$ と $\underline{Mn}O_2$

④ $K_2\underline{Cr}_2O_7$ と $K_2\underline{Cr}O_4$　　　⑤ $\underline{N}O_2$ と $\underline{N}_2$

問11〜12 ボルタ電池は，希硫酸溶液中に銅板と亜鉛板を離して浸し，両金属板を導線で結ぶと電流が流れる仕組みである。ボルタ電池に関する以下の設問に答えよ。

問11 正極と負極で起こる化学反応の正しい組合せはどれか。

	正　極	負　極
①	$O^{2+} + 2H_2O + 4e^- \rightarrow 4OH^-$	$2H^+ + 2e^- \rightarrow H_2$
②	$2H^+ + 2e^- \rightarrow H_2$	$Cu^{2+} + 2e^- \rightarrow Cu$
③	$Cu^{2+} + 2e^- \rightarrow Cu$	$Zn \rightarrow Zn^{2+} + 2e^-$
④	$Zn \rightarrow Zn^{2+} + 2e^-$	$O^{2+} + 2H_2O + 4e^- \rightarrow 4OH^-$
⑤	$2H^+ + 2e^- \rightarrow H_2$	$Zn \rightarrow Zn^{2+} + 2e^-$

問12 この電池を放電したところ，一方の電極の質量が45.8 mg減少した。放電した電気量（C）はいくらか。ただし，ファラデー定数は $F = 9.65 \times 10^4$ C/molとする。

① 33.8　　② 67.6　　③ 135.1　　④ 270.2　　⑤ 540.4

問13 両極に炭素棒を用いて塩化銅（Ⅱ）水溶液を電気分解したところ，陰極に 3.81 g の銅が析出した。電気分解によって流れた電子の量（mol）はいくらか。

① 0.12　　② 0.14　　③ 0.16　　④ 0.18　　⑤ 0.20

問14 窒素の酸化物に関する次の記述 a〜d のうち，正しいものの組合せはどれか。

a 一酸化窒素は，銅に濃硝酸を反応させて得られる。

b 一酸化窒素は，上方置換法で捕集する。

c 二酸化窒素は，水と反応して硝酸を生じる。

d 二酸化窒素は，常温で一部が四酸化二窒素となる。

① （a，b）　　② （a，c）　　③ （a，d）

④ （b，c）　　⑤ （b，d）　　⑥ （c，d）

問15 金属イオンAを含む水溶液に，水溶液Bを少量加えると沈殿を生じた。これにさらにBを過剰に加えても沈殿は溶けなかった。AとBの正しい組合せはどれか。

	A	B
①	Ni^{2+}	アンモニア水
②	Al^{3+}	アンモニア水
③	Cu^{2+}	アンモニア水
④	Zn^{2+}	水酸化ナトリウム水溶液
⑤	Pb^{2+}	水酸化ナトリウム水溶液

問16 ハロゲンに関する次の記述のうち，誤っているものはどれか。

① ハロゲンの単体の酸化力は，原子番号が大きいほど弱くなる。

② フッ素は，水と反応し酸素を発生する。

③ 塩素を水に溶かすと，次亜塩素酸が生成する。

④ 臭素は，常温で赤褐色の液体である。

⑤ 臭素は，ガラスを侵す。

問17 金属に関する次の記述 a〜d のうち，正しいものの組合せはどれか。

a カルシウムは，水と反応して水素を発生する。

b 酸化アルミニウムの結晶は，電気をよく通す。

c 銅は，希硫酸と反応して水素を発生する。

d 水銀は，多くの金属と合金（アマルガム）をつくる。

① （a，b）　　　② （a，c）　　　③ （a，d）
④ （b，c）　　　⑤ （b，d）　　　⑥ （c，d）

問18 気体の発生に関する次の記述のうち，誤っているものはどれか。

① 塩化ナトリウムに硫酸を加えて加熱すると，二酸化硫黄が発生する。

② 硫化鉄（Ⅱ）に希塩酸を加えると，硫化水素が発生する。

③ アルミニウムを塩酸または水酸化ナトリウム水溶液と反応させると，水素が発生する。

④ ギ酸を濃硫酸で脱水すると，一酸化炭素が発生する。

⑤ 酸化マンガン（Ⅳ）に塩酸を加えて加熱すると，塩素が発生する。

問19　1族および2族の金属に関する次の記述 a～d のうち，正しいものの組合せは
どれか。

a　Mg，Ca，Sr，Ba は，いずれも二価の陽イオンになりやすい。

b　Na は黄色，Ca は橙赤色，Sr は紅色の炎色反応を示す。

c　Na，K，Mg，Ca は，冷水と反応し，水に溶けやすい水酸化物を生じる。

d　Na，Ca，Ba の炭酸塩は，いずれも水に溶けにくい。

① （a，b）　　　② （a，c）　　　③ （a，d）

④ （b，c）　　　⑤ （b，d）　　　⑥ （c，d）

問20　有機化合物と塩素または臭素との反応に関する次の記述 a～d のうち，正しい
ものの組合せはどれか。

a　メタンを塩素と混合して光をあてると，置換反応が起きてクロロメタンが
生じる。

b　エチレン 1 mol から 1,2-ジブロモエタン 1 mol を得るためには，臭素分子は
最低 2 mol 必要である。

c　プロピレンに臭素を作用させて得られる化合物には，不斉炭素原子が 1 個存
在する。

d　フェノールの水溶液に臭素水を加えると，3 種類の異性体が生じる。

① （a，b）　　　② （a，c）　　　③ （a，d）

④ （b，c）　　　⑤ （b，d）　　　⑥ （c，d）

問21～22　次の記述を読み，以下の設問に答えよ。

　あるジペプチドを加水分解したところ，2種類の α-アミノ酸AおよびBが得られた。

　アミノ酸Aは，不斉炭素原子を持たず，光学異性体が存在しないものであった。

　アミノ酸Bの水溶液に，固体の水酸化ナトリウムを加えて加熱した後，酢酸鉛（Ⅱ）水溶液を加えたところ，黒色の沈殿を生じた。

問21　アミノ酸Aはどれか。

① アラニン　　　② グリシン　　　③ グルタミン酸

④ セリン　　　　⑤ チロシン　　　⑥ リシン

問22　アミノ酸Bはどれか。

①
$$
\begin{array}{c}
COOH \\
| \\
H_2N-C-H \\
| \\
CH_3
\end{array}
$$

②
$$
\begin{array}{c}
COOH \\
| \\
H_2N-C-H \\
| \\
CH(CH_3)_2
\end{array}
$$

③
$$
\begin{array}{c}
COOH \\
| \\
H_2N-C-H \\
| \\
CH_2CH_2COOH
\end{array}
$$

④
$$
\begin{array}{c}
COOH \\
| \\
H_2N-C-H \\
| \\
CH_2OH
\end{array}
$$

⑤
$$
\begin{array}{c}
COOH \\
| \\
H_2N-C-H \\
| \\
CH_2-C_6H_5
\end{array}
$$

⑥
$$
\begin{array}{c}
COOH \\
| \\
H_2N-C-H \\
| \\
CH_2CH_2SCH_3
\end{array}
$$

問23〜24 次の記述を読み，以下の設問に答えよ。

　ナトリウムフェノキシドに高圧で二酸化炭素を反応させて化合物Aとし，これに希硫酸を加えると，化合物Bが得られた。

　化合物Bは，水には溶けにくい白色の固体であるが，炭酸水素ナトリウム水溶液を加えると，気体Cを発生し溶解した。

問23　化合物Bはどれか。

①　(ベンゼン環)–OH
②　(ベンゼン環)–COOH
③　(ベンゼン環)–SO₃H
④　(ベンゼン環)–OH, –OH
⑤　(ベンゼン環)–OH, –COOH
⑥　(ベンゼン環)–OH, –SO₃H

問24　気体Cはどれか。

①　CO　　②　CO_2　　③　H_2　　④　H_2S　　⑤　O_2　　⑥　SO_2

問25　次の記述a〜dのうち，アセトアルデヒドとアセトンに共通するものの組合せはどれか。

a　水によく溶ける。

b　アンモニア性硝酸銀水溶液と反応して銀を析出させる。

c　水酸化ナトリウム水溶液とヨウ素を加えて加熱すると，黄色沈殿を生じる。

d　エタノールよりも沸点が高い。

①　（a，b）　　　②　（a，c）　　　③　（a，d）

④　（b，c）　　　⑤　（b，d）　　　⑥　（c，d）

化 学

解答　26年度

Ⅰ 期 試 験

1　[解答]

問1.③　問2.①　問3.④　問4.③　問5⑧　問6.⑤
問7.⑦　問8.①　問9.⑤　問10.④　問11.⑤
問12.③　問13.①　問14.⑥　問15.②　問16.⑤
問17.③　問18.①　問19.①　問20.②　問21.②
問22.⑥　問23.⑤　問24.②　問25.②

[出題者が求めたポイント]　小問集合問題

問1. いずれの原子も K 殻に2個の電子を持つので，以下の数字は L 殻の電子数。答は3つ。

$Li(1)$ と $F^-(8)$(答)　　$Li^+(0)$ と $Ne(8)$
$Be(2)$ と $F(7)$(答)　　$Be(2)$ と $B(3)$　　$B(3)$ と $C(4)$
$B(3)$ と $N(5)$　　$C(4)$ と $N(5)$(答)　　$N(5)$ と $O(6)$

問2. イオン化エネルギーが小さいほど陽イオンになりやすい。同族の原子では原子番号が大きい原子の方が，イオン化エネルギーは小さい。

Li のイオン化エネルギー＞Na のイオン化エネルギー＞K のイオン化エネルギー

問3. 4つの場合と割合。

$CH_2{}^{35}Cl{}^{35}Cl : 0.76 \times 0.76 = 0.5776 \cdots$①
$CH_2{}^{35}Cl{}^{37}Cl : 0.76 \times 0.24 = 0.1824 \cdots$②
$CH_2{}^{37}Cl{}^{35}Cl : 0.24 \times 0.76 = 0.1824 \cdots$③
$CH_2{}^{37}Cl{}^{37}Cl : 0.24 \times 0.24 = 0.0576 \cdots$④

両方を含むものは②と③の和，つまり
$0.3648 \fallingdotseq 0.365$　　$36.5(\%)$
もちろん　①＋②＋③＋④＝1

問4. 共有結合結晶：ダイヤモンド，二酸化ケイ素，ケイ素
　　分子結晶：ナフタレン，二酸化炭素
　　イオン結晶：塩化ナトリウム，炭酸カルシウム
　　金属結晶：カルシウム

問5. 共有結合結晶は，融点が高く硬い。d と e が答え。

問6. $KClO_3 \rightarrow KCl + (3/2)O_2$　（MnO_2 は触媒）
$KClO_3$(式量122.6)を $x(g)$ とする。
$(x/122.6) : (44.8/22.4) = 1 : (3/2)$
$x = 163.46 = 163.5(g)$

問7. 多価の酸や塩基は，中和後生成する塩の化学式に，H や OH を含んだ塩が生成することがある。これを酸性塩，塩基性塩という。H や OH がない塩を正塩という。なお，酸性塩の水溶液は必ずしも酸性ではなく，塩の酸性や塩基性とは無関係である。

$CO_2 + H_2O \rightarrow H_2CO_3$(炭酸，2価)
$H_2CO_3 + NaOH \rightarrow NaHCO_3$(酸性塩) $+ H_2O$
$NaHCO_3 + NaOH \rightarrow Na_2CO_3$(正塩) $+ H_2O$
$CaCl_2 + NaOH \rightarrow CaCl(OH)$(塩基性塩) $+ NaCl$
$CaCl(OH) + HCl \rightarrow CaCl_2$(正塩) $+ H_2O$

問8. $CH_3COOH + NaOH \rightarrow CH_3COONa + H_2O$
$x(mol/L)$ とする。
$x \times (10/1000) = 0.20 \times (7.5/1000)$

$x = 0.15(mol/L)$

問9. 弱酸，強塩基の中和反応で，生成する塩は塩基性である。塩基性で変色するフェノールフタレインを指示薬として用いるのがよい。

問10. ( )内は酸化数。

①$Na_2SO_3(+4)$ と $Na_2SO_4(+6)$
　$Na_2SO_3 \rightarrow 2Na^+ + SO_3{}^{2-}$
　$Na_2SO_4 \rightarrow 2Na^+ + SO_4{}^{2-}$
②$H_2O_2(-1)$ と $O_2(0)$
③$KMnO_4(+7)$ と $MnO_2(+4)$
　$KMnO_4 \rightarrow K^+ + MnO_4{}^-$
④(答)$K_2Cr_2O_7(+6)$ と $K_2CrO_4(+6)$
　$K_2Cr_2O_7 \rightarrow 2K^+ + Cr_2O_7{}^{2-}$
　$K_2CrO_4 \rightarrow 2K^+ + CrO_4{}^{2-}$
⑤$NO_2(+4)$ と $N_2(0)$

問11. ボルタ電池の反応式。
　正極：$2H^+ + 2e^- \rightarrow H_2$
　負極：$Zn \rightarrow Zn^{2+} + 2e^-$

問12. 減少した電極は Zn。原子量65.4を使って，流れた電気量を求めると，
$(45.8 \times 10^{-3}/65.4) \times 2 \times 9.65 \times 10^4 = 135.159$
$\fallingdotseq 135.1(C)$

問13. 陰極：$Cu^{2+} + 2e^- \rightarrow Cu$
　　　陽極：$2Cl^- \rightarrow Cl_2 + 2e^-$
陰極での反応式から
$(3.81/63.5) \times 2 = 0.12(mol)$

問14. a：誤：NO は Cu と希硝酸との反応で生成する。
　$3Cu + 8HNO_3 \rightarrow 3Cu(NO_3)_2 + 4H_2O + 2NO$
　b：誤：NO は水に溶けないので，水上置換で捕集する。
　c：正：$3NO_2 + H_2O \rightarrow 2HNO_3 + NO$
　d：正：平衡状態となっている。　$2NO_2 \rightleftarrows N_2O_4$
c と d が正しい。

問15.①Ni^{2+} は $Ni(OH)_2$ の沈殿を生成するが，過剰のアンモニア水と錯イオンを形成して溶ける。
②(答)Al^{3+} はアンモニア水で $Al(OH)_3$ の沈殿を生じるが，過剰のアンモニア水には溶けない。
③Cu^{2+} はアンモニア水で $Cu(OH)_2$ の沈殿を生成し，過剰のアンモニア水に錯イオン $Cu(NH_3)_4{}^{2+}$ となって溶ける。
④Zn^{2+} は NaOH で $Zn(OH)_2$ の沈殿を生成するが，過剰の NaOH で錯イオン $Zn(OH)_4{}^{2-}$ となって溶ける。Zn は両性。
⑤Pb^{2+} は NaOH で $Pb(OH)_2$ の沈殿を生成するが，過剰の NaOH で錯イオン $Pb(OH)_4{}^{2-}$ となって溶ける。Pb は両性。

問16.①：正
②：正：$2F_2 + 2H_2O \rightarrow O_2 + 4HF$
③：正：$Cl_2 + H_2O \rightarrow HClO$(次亜塩素酸) $+ HCl$
④：正

⑤：誤：(答)ガラスを侵すのはHF。

問17.a：正：$Ca + 2H_2O \rightarrow Ca(OH)_2 + H_2$

b：誤：Al_2O_3は電気を通さない。

c：誤：Cuはイオン化傾向がHより小さいので希硫酸とは反応しない。

d：正

aとdが正しい。

問18.①：誤：(答)$NaCl + H_2SO_4 \rightarrow NaHSO_4 + HCl$

②：正：$FeS + 2HCl \rightarrow FeCl_2 + H_2S$

③：正：Alは両性。

④：正：$HCOOH \rightarrow H_2O + CO$　(濃硫酸で脱水)

⑤：正：$MnO_2 + 4HCl \rightarrow MnCl_2 + 2H_2O + Cl_2$

問19.a：正　b：正

c：誤：Mgは冷水とは反応しない。

d：誤：Na_2CO_3は水に溶ける。$CaCO_3, BaCO_3$は不溶。

aとbが正しい。

問20.a：正：$CH_4 \rightarrow (Cl_2) \rightarrow CH_3Cl \rightarrow (Cl_2) \rightarrow CH_2Cl_2$など

b：誤：$CH_2{=}CH_2 + Br_2 \rightarrow CH_2Br{-}CH_2Br$(1,2-ジブロモエタン)

　Br_2分子は1mol必要。

c：正：$CH_3CH{=}CH_2 + Br_2 \rightarrow CH_3C^*HBr{-}CH_2Br$

　C^*(不斉炭素)

d：誤：生成するのは2,4,6-トリブロモフェノールだけ。

a, cが正しい。

問21.不斉炭素原子がなく，光学異性体が存在しないアミノ酸はグリシン $CH_2(NH_2)COOH$

問22.アミノ酸Bを$NaOH$で分解し，$(CH_3COO)_2Pb$で黒色のPbSを沈殿するのは，Sを含む⑥である。

　$Pb^{2+} + S^{2-} \rightarrow PbS$(黒色沈殿)

問23.C_6H_5ONa(A)→(加圧，CO_2反応)

　→$C_6H_4(OH)COONa$→(硫酸酸性)

　→$C_6H_4(OH)COOH$(B：サリチル酸)

サリチル酸はOHと$COOH$がオルトの位置である。

問24.カルボン酸$COOH$は炭酸塩を分解して，CO_2を発生する。

　$C_6H_4(OH)COOH + NaHCO_3$

　　　　　$\rightarrow C_6H_4(OH)COONa + H_2O + CO_2$

問25.(1) アセトアルデヒド CH_3CHO

(2) アセトン CH_3COCH_3

a：両方とも水によく溶ける。

b：(1)は還元性があるが，(2)はない。

c：(1)(2)ともヨードホルム反応陽性。

　(1)CH_3CHO　(2)CH_3COCH_3

　ヨードホルム反応は$CH_3CO{-}$，$CH_3CH_2(OH){-}$の原子団で陽性。

d：両方ともエタノールより沸点が低いので，あてはまらない。

a, cが両方に共通する。

平成25年度

問　題　と　解　答

平成25年度

化 学

問題

25年度

第一期

設問は 25 題ある。

解答はそれぞれの設問の選択肢の中から 1 つ選び，解答用紙に問 1〜問25 の該当する箇所を鉛筆でぬりつぶすこと。

必要があれば，アボガドロ定数 $N_A = 6.0 \times 10^{23}$/mol とし，原子量は次の値を使うこと。

H＝1.0, C＝12, N＝14, O＝16, S＝32, Pb＝207

問1 質量数が 41 で N 殻に 1 個の電子をもつ原子がある。この原子の原子番号と中性子数の正しい組合せはどれか。

	原子番号	中性子数
①	19	19
②	19	22
③	19	41
④	22	19
⑤	22	22
⑥	22	41

問2 次のイオンの半径の大きさの序列のうち，正しいものはどれか。

① $O^{2-} > F^- > Na^+ > Mg^{2+}$　　　② $O^{2-} > Mg^{2+} > F^- > Na^+$

③ $Na^+ > Mg^{2+} > O^{2-} > F^-$　　　④ $F^- > O^{2-} > Mg^{2+} > Na^+$

⑤ $Mg^{2+} > O^{2-} > Na^+ > F^-$　　　⑥ $Mg^{2+} > Na^+ > F^- > O^{2-}$

問3　第三周期の元素のうち，イオン化エネルギー，電子親和力および電気陰性度が
それぞれ最大のものの正しい組合せはどれか。

	イオン化エネルギー	電子親和力	電気陰性度
①	Na	Na	Na
②	Na	Na	Cl
③	Cl	Mg	Cl
④	Cl	Mg	Na
⑤	Cl	Cl	Na
⑥	Ar	Cl	Cl
⑦	Ar	Ar	Cl
⑧	Ar	Ar	Na

問4　次の化学結合に関する記述 a～d のうち，正しいものの組合せはどれか。

a　イオン結合は，陽イオンと陰イオンが静電気力で引き合ってできている。

b　イオン結合の力は，分子間力よりも強い。

c　イオン結晶は，一般に硬く，強い力を加えても砕けにくい。

d　全てのイオン結晶は，固体でも結晶を融解した液体でも電気を通す。

①（a，b）　　　　②（a，c）　　　　③（a，d）

④（b，c）　　　　⑤（b，d）　　　　⑥（c，d）

問5　窒素 11.2 g と酸素 9.6 g からなる混合気体がある。この中に含まれる分子数（個）として正しいものはどれか。

① 1.2×10^{23}　　　　② 1.9×10^{23}　　　　③ 3.7×10^{23}

④ 4.2×10^{23}　　　　⑤ 8.4×10^{23}

問6　炭素と水素のみからなる化合物 29 g を完全燃焼させたところ，水が 45 g 得られた。この化合物として正しいものはどれか。

① メタン　　　　② エタン　　　　③ ブタン

④ シクロヘキサン　　　　⑤ ベンゼン

問7　次の 5 つの塩のうち，その水溶液が青色リトマス紙を赤色に変えるものはどれか。

① $CaCl_2$　　　　② Na_2SO_4　　　　③ Na_2CO_3

④ KNO_3　　　　⑤ NH_4Cl

問8～10　次の再生可能エネルギーに関する記述を読み，以下の設問に答えよ。

　消費しても比較的短時間で自然的に再生され，枯渇することがないエネルギー資源を再生可能エネルギーと呼ぶ。近年，(ア)化石燃料や原子力に代わるエネルギー資源として，再生可能エネルギーの開発が重要な課題となっている。再生可能エネルギーの一つとして，太陽光が挙げられる。中でも太陽光のエネルギーを電気エネルギーに変換できる (イ)太陽電池は発電に利用されており，世界的に需要が拡大している。

問8　下線部（ア）の例として，石油や天然ガスなどがある。石油や天然ガスに含まれる主な5つの成分をそれぞれ完全燃焼させたときの熱化学方程式を以下に示す。同じ熱量を得るのに二酸化炭素の生成量が最も少ないものはどれか。

$$CH_4（気体）+ 2O_2（気体）= CO_2（気体）+ 2H_2O（液体）+ 890\,kJ$$

$$C_2H_6（気体）+ \frac{7}{2}O_2（気体）= 2CO_2（気体）+ 3H_2O（液体）+ 1560\,kJ$$

$$C_3H_8（気体）+ 5O_2（気体）= 3CO_2（気体）+ 4H_2O（液体）+ 2220\,kJ$$

$$C_4H_{10}（気体）+ \frac{13}{2}O_2（気体）= 4CO_2（気体）+ 5H_2O（液体）+ 2880\,kJ$$

$$C_8H_{18}（液体）+ \frac{25}{2}O_2（気体）= 8CO_2（気体）+ 9H_2O（液体）+ 5075\,kJ$$

① CH_4　　　② C_2H_6　　　③ C_3H_8　　　④ C_4H_{10}　　　⑤ C_8H_{18}

問9　下線部（イ）の使用例として，太陽電池発電で得られる電気量を鉛蓄電池の充電に用いることがある。次の鉛蓄電池に関する記述の空欄（　a　）〜（　c　）に当てはまる語句の正しい組合せはどれか。

鉛蓄電池は（−）Pb｜H_2SO_4 aq｜PbO_2（＋）と表される代表的な（　a　）電池である。放電および充電を一つの式で表すと以下の反応が起こっている。

$Pb + 2H_2SO_4 + PbO_2 \rightleftarrows 2PbSO_4 + 2H_2O$

放電が進むにつれて正極と負極のそれぞれに $PbSO_4$ が付着し，起電力は徐々に低下していく。一方，充電した場合には，正極に付着した $PbSO_4$ は（　b　）されて PbO_2 になり，負極に付着した $PbSO_4$ は（　c　）されて Pb になり，起電力が回復する。

	（ a ）	（ b ）	（ c ）
①	一次	還元	酸化
②	一次	酸化	還元
③	一次	還元	還元
④	二次	酸化	還元
⑤	二次	還元	酸化
⑥	二次	酸化	酸化

問10　放電によって両極合わせて $PbSO_4$ が 1.8 kg 増加した鉛蓄電池を充電により放電前の状態に戻すには 30.0 A の一定の電流が流れる太陽電池で何秒間発電する必要があるか。最も近い値を選べ。ただし，ファラデー定数 $F = 9.65 \times 10^4$ C/mol とし，電池効率は 100 % とする。

① 9650　　② 14475　　③ 19300　　④ 28950　　⑤ 38600

第一薬科大学　25年度　（6）

問11～12　次の市販のオキシドール中の過酸化水素のモル濃度を求める実験に関する記述を読み，以下の設問に答えよ。

　　市販のオキシドールに水を加えて10倍に希釈した。この水溶液 10 mL に 6.0 mol/L の硫酸 10 mL と水を加えて 50 mL にした。これを 0.020 mol/L の過マンガン酸カリウム水溶液で滴定したところ，23.5 mL の過マンガン酸カリウム水溶液を要した。

問11　過酸化水素中の O 原子と，過マンガン酸カリウム中の Mn 原子の酸化数の正しい組合せはどれか。

	O 原子	Mn 原子
①	+1	+2
②	+1	+7
③	+1	+8
④	−1	+2
⑤	−1	+7
⑥	−1	+8
⑦	−2	+2
⑧	−2	+7
⑨	−2	+8

問12　次のイオン反応式を用いて，市販のオキシドール中の過酸化水素のモル濃度（mol/L）を求め，最も近い値を選べ。

$$2MnO_4^- + 6H^+ + 5H_2O_2 \rightarrow 2Mn^{2+} + 5O_2 + 8H_2O$$

① 0.24　　② 0.47　　③ 1.2　　④ 2.4　　⑤ 4.7　　⑥ 12

問13　一般的な金属のイオン化傾向を下図に示す。これらの金属の反応性に関する次の
記述 a～d の正誤について，正しい組合せはどれか。

金属	K Ca Na Mg Al Zn Fe Ni Sn Pb （H₂） Cu Hg Ag Pt Au
	大 ←――――――― イオン化傾向 ―――――――→ 小

a　K から Na までの金属は，すべて常温の水と反応する。

b　K から Sn までの金属は，すべて希塩酸と反応する。

c　Cu から Au までの金属は，すべて濃硝酸と反応しない。

d　Cu から Au までの金属は，すべて王水と反応する。

	a	b	c	d
①	正	正	正	正
②	正	正	正	誤
③	正	正	誤	正
④	正	誤	正	正
⑤	誤	正	正	正
⑥	誤	誤	正	正
⑦	誤	誤	誤	正
⑧	誤	誤	誤	誤

問14 次の空欄（ a ）〜（ d ）に当てはまる物質名の正しい組合せはどれか。

炭酸ナトリウムを工業的に作る方法として，塩化ナトリウムの飽和水溶液に
（ a ）を吸収させた後，石灰石の熱分解によって生じる（ b ）を通じると，
（ c ）と（ d ）が生じる。（ c ）を熱分解することによって炭酸ナトリウム
を得ることができる。この方法は，（ d ）を水酸化カルシウムと反応させるなど，
副生成物の回収，再利用がなされる。

	（ a ）	（ b ）	（ c ）	（ d ）
①	アンモニア	二酸化炭素	炭酸水素ナトリウム	塩化アンモニウム
②	アンモニア	二酸化炭素	炭酸水素ナトリウム	塩化カルシウム
③	アンモニア	二酸化炭素	水酸化ナトリウム	塩化カルシウム
④	二酸化炭素	アンモニア	炭酸水素ナトリウム	塩化アンモニウム
⑤	二酸化炭素	アンモニア	水酸化ナトリウム	塩化カルシウム

問15 次の酸化物の性質に関する記述 a～c の正誤について，正しい組合せはどれか。

a CaO は，水と反応するときに熱を吸収する。

b NO は，常温・常圧で赤褐色の気体で，水に溶けやすい。

c P_4O_{10} は，水に溶かして煮沸すると，リン酸になる。

	a	b	c
①	正	正	正
②	正	正	誤
③	正	誤	正
④	正	誤	誤
⑤	誤	正	正
⑥	誤	正	誤
⑦	誤	誤	正
⑧	誤	誤	誤

問16 次の硫黄および硫化水素に関する記述 a～d のうち，正しいものの組合せはどれか。

a 硫黄は，黄色のもろい固体であり，鉱石の成分元素として地下に多く埋蔵している。

b 斜方硫黄，単斜硫黄，およびゴム状硫黄は，いずれも二硫化炭素によく溶ける。

c 硫化水素は，硫化鉄(Ⅱ)に希硫酸をそそぐと発生する。

d 硫化水素は，無色の腐卵臭をもつ無毒な気体である。

① （a，b）　　　② （a，c）　　　③ （a，d）

④ （b，c）　　　⑤ （b，d）　　　⑥ （c，d）

問17 次の水素に関する記述 a～d の正誤について，正しい組合せはどれか。

a 単体は，2原子分子よりなる無色・無臭の気体である。

b 単体は，同温・同圧ではすべての気体中で最も密度が小さい。

c 亜鉛や鉄に希硫酸を加えて生成させ，水上置換で捕集する。

d 酸化銅（Ⅱ）などの酸化物から酸素を奪う性質があり，還元剤として利用される。

	a	b	c	d
①	正	正	正	正
②	正	正	正	誤
③	正	正	誤	正
④	正	誤	正	正
⑤	誤	正	正	正
⑥	誤	誤	正	正
⑦	誤	誤	誤	正
⑧	誤	誤	誤	誤

問18 次のハロゲンに関する記述 a〜d の正誤について，正しい組合せはどれか。

a 価電子を7個もち，1価の陰イオンになりやすい。

b 金属元素とイオン結合によりハロゲン化物の塩をつくり，非金属元素と共有結合による分子をつくる。

c 単体は，有色な二原子分子で，融点・沸点は原子番号が大きいほど高い。

d ヨウ素の単体は，黒紫色の昇華性のある固体であり，水に溶けにくい。

	a	b	c	d
①	正	正	正	正
②	正	正	正	誤
③	正	正	誤	正
④	正	誤	正	正
⑤	誤	正	正	正
⑥	誤	誤	正	正
⑦	誤	誤	誤	正
⑧	誤	誤	誤	誤

問19 次の脂肪族化合物に関する記述のうち，正しいものはどれか。

① プロペンには，シスとトランスの2つの異性体が存在する。

② 示性式 C_4H_9OH で表されるアルコールには，5種類の構造異性体が存在する。

③ 乳酸は1個，酒石酸は2個の不斉炭素原子をもつ。

④ エタノールの沸点は，ジメチルエーテルの沸点よりかなり低い。

⑤ アセトアルデヒドは，クメン法でフェノールをつくるときに同時に得られる。

問20〜22　次の記述を読み，以下の設問に答えよ。

〔実験1〕ニトロベンゼンに試薬Aを反応させたのち，水酸化ナトリウム水溶液を加え
　　　　てアニリンを遊離させた。

〔実験2〕合成したアニリンを希塩酸に溶かし，冷やしながら亜硝酸ナトリウムを加え
　　　　ると塩化ベンゼンジアゾニウムの水溶液が得られた。

〔実験3〕実験2で合成した塩化ベンゼンジアゾニウムの水溶液を加熱したところ，
　　　　独特の臭気をもち，無色の結晶である化合物Iが生じた。化合物Iは水酸化ナ
　　　　トリウム水溶液には溶けたが，炭酸水素ナトリウム水溶液には溶けなかった。
　　　　また，化合物Iの水溶液に臭素水を加えると白色沈殿が生じた。

〔実験4〕実験2で合成した塩化ベンゼンジアゾニウムの水溶液をナトリウムフェノキ
　　　　シドの水溶液に加えると，橙赤色の化合物IIが生じた。

問20　〔実験1〕の試薬Aに当てはまるものはどれか。

①　I_2と NaOH　　　　②　$K_2Cr_2O_7$ と H_2SO_4　　　　③　NH_4Cl

④　P_4O_{10}　　　　　　⑤　Sn と HCl

問21　〔実験3〕で生じた化合物Iはどれか。

①　アセトアニリド　　②　アニリン　　　　　③　安息香酸

④　クロロベンゼン　　⑤　サリチル酸　　　　⑥　フェノール

問22 〔実験4〕で生じた化合物Ⅱの構造式はどれか。

① 〈phenyl〉—N=N—〈C6H4〉—OH

② 〈phenyl〉—NH—NH—〈C6H4〉—OH

③ 〈2-Cl-phenyl〉—N=N—〈C6H4〉—OH

④ 〈2-Cl-phenyl〉—NH—NH—〈C6H4〉—OH

⑤ 〈phenyl〉—N=N—〈naphthyl-OH〉

⑥ 〈phenyl〉—NH—NH—〈naphthyl-OH〉

問23 次の化合物 a～d のうち，水とどんな割合でも混ざることができるものの組合せはどれか。

a アセトン b エチレングリコール
c ステアリン酸 d 酢酸エチル

① （a，b） ② （a，c） ③ （a，d）
④ （b，c） ⑤ （b，d） ⑥ （c，d）

問24 次の反応のうち，付加反応はどれか。

① エタノールに濃硫酸を加えて 130 ℃ に熱すると，ジエチルエーテルが生成する。

② シクロヘキセンに臭素を作用させると，1,2-ジブロモシクロヘキサンが生成する。

③ マレイン酸を 160 ℃ に急熱すると，無水マレイン酸が生成する。

④ ベンゼンに濃硝酸と濃硫酸の混合物を作用させると，ニトロベンゼンが生成する。

⑤ サリチル酸とメタノールの混合物に濃硫酸を加えて温めると，サリチル酸メチル
   が生成する。

問25 次の記述のうち，誤っているものはどれか。

① グルコースの分子式は $C_6H_{12}O_6$ で，同じ分子式をもつものにガラクトースが
   ある。

② グルコースは環状構造でも鎖状構造でも，分子内に 5 個のヒドロキシ基をもつ。

③ グルコースとフルクトースはどちらも鎖状構造のとき，アルデヒド基を有する。

④ グルコースは，酵母に含まれる酵素チマーゼによって，エタノールと二酸化炭
   素を生じる。

⑤ スクロースを加水分解して得られるグルコースとフルクトースの混合物は，
   転化糖とよばれる。

化 学

解答　25年度

第1期試験

1　出題者が求めたポイント…小問集合問題

問1. N殻に1個の電子を持つ原子の電子配置は、K殻(2)、L殻(8)、M殻(8)、N殻(1)である。原子番号(陽子数)は電子の総数19で、この原子はカリウムである。中性子数は、質量数41－原子番号(陽子数)19＝22。

問2. 同じ電子配置の陰イオンは陽イオンよりイオン半径は大きい。また陰イオンでは、その価数が多いほど半径は大きい。陽イオンではその価数が多いほど半径は小さい。

問3. 同周期の元素では、希ガスがイオン化エネルギーが最も大きく、ハロゲンが電子親和力が最も大きい。電子親和力の大小と電気陰性度の大小は一致する。

問4. a：正
　b：正
　c：誤：金づちでたたくと砕ける。
　d：誤：固体の状態ではイオンが固定されているので電気は通さない。

問5. N_2(分子量28)、O_2(分子量32)から
　N_2は(11.2/28)＝0.4(mol)
　O_2は(9.6/32)＝0.3(mol)
　混合後の分子数＝(0.4＋0.3)×6.0×10^{23}
　　　　　　　　＝4.2×10^{23}(個)

問6. C_mH_n→(完全燃焼)→mCO_2＋(1/2)nH_2O
　燃焼した炭素原子(C)：29－5＝24(g)
　燃焼した水素原子(H)：45×(2/18)＝5(g)
　m：n＝(24/12)：(5/1.0)＝2：5
　相当する分子式は(C_2H_5)の整数倍。つまりC_2H_5、C_4H_{10}、C_6H_{15}……
　存在する分子は③C_4H_{10}(ブタン)
　以下、①メタン(CH_4)　②エタン(C_2H_6)
　④シクロヘキサン(C_6H_{12})　⑤ベンゼン(C_6H_6)

問7. 酸性の塩は弱塩基と強酸の組み合わせで生成する塩。
　NH_3(弱塩基)＋HCl(強酸)→NH_4Cl(水溶液は酸性)
　強塩基・強酸の組み合わせでは中性、強塩基・弱酸の組み合わせでは塩基性。
　①$CaCl_2$(中性)　②Na_2SO_4(中性)　③Na_2CO_3(塩基性)　④KNO_3(中性)

問8. 1kJ発生させるとき生成するCO_2。
　CH_4：(1/890)＝1.12×10^{-3}(mol/kJ)
　C_2H_6：(2/1560)＝1.28×10^{-3}(mol/kJ)
　C_3H_8：(3/2220)＝1.35×10^{-3}(mol/kJ)
　C_4H_{10}：(4/2880)＝1.39×10^{-3}(mol/kJ)
　C_8H_{18}：(8/5075)＝1.58×10^{-3}(mol/kJ)
　CH_4が最も少ない。

問9. a：充電が可能な電池を二次電池という。
　b：酸化数の変化　$PbSO_4$(＋2)→PbO_2(＋4)
　　酸化数が増加しているので、酸化されている。

c：酸化数の変化　$PbSO_4$(＋2)→Pb(0)
　酸化数が減少しているので、還元されている。

問10. 負極：Pb＋SO_4^{2-}⇄$PbSO_4$＋2e^-　…(1)
　正極：PbO_2＋4H^+＋SO_4^{2-}＋2e^-
　　　　　　　　　　　⇄$PbSO_4$＋2H_2O　…(2)
　(1)と(2)をたしてe^-を消すと問題文の反応式となる。つまり2 molのe^-で2 molの$PbSO_4$が元のPbとPbO_2となる。1 molのe^-で1 molの$PbSO_4$(式量303)が変化する。t秒とすると
$$\frac{1.8\times10^3}{303}\times9.65\times10^4＝30.0\times t$$
　　t＝19108(秒)　③19300を選択する。
　(注)$PbSO_4$の式量を約300とすると19300になる。

問11. H_2O_2のOの酸化数は－1、$KMnO_4$(またはMnO_4^-)のMnの酸化数は＋7。$KMnO_4$のOの酸化数は定義により－2。

問12. 反応式からMnO_4^-とH_2O_2は、物質量比2：5で反応する。10倍に薄めたH_2O_2をx(mol/L)とする。
$$2：5＝\left(0.020\times\frac{23.5}{1000}\right)：\left(x\times\frac{10}{1000}\right)$$
　x＝0.117(mol/L)　　原液は1.17≒1.2(mol/L)

問13. a：正：K、Ca、Naは常温で水と反応する。
　b：正：水素よりイオン化傾向の大きい金属は希塩酸と反応する。ただ、Pbは$PbCl_2$が水に不溶であり、表面に膜が生成するなどの理由で、希塩酸とは反応しない。
　c：誤：Auは希硝酸とは反応しない。王水(濃硝酸と濃塩酸の混合物)とだけ反応する。
　d：正：王水はCuからAuまでのすべての金属と反応する。

問14. アンモニアソーダ法(ソルベー法)の過程。
・飽和食塩水に(a：NH_3)と(b：CO_2)を吹き込むと、(c：$NaHCO_3$)が沈殿する。
　　NaCl＋NH_3＋CO_2＋H_2O→$NaHCO_3$＋NH_4Cl
・(b：CO_2)は石灰石の熱分解によって得られる。
　　$CaCO_3$→CaO＋CO_2
・(c：$NaHCO_3$)を熱分解することにより目的とするNa_2CO_3が得られる。
　　2$NaHCO_3$→Na_2CO_3＋H_2O＋CO_2
・(d：NH_4Cl)を$Ca(OH)_2$と加熱してNH_3を回収する。
　　2NH_4Cl＋$Ca(OH)_2$→$CaCl_2$＋2H_2O＋2NH_3

問15. a：誤：CaOは水と反応すると強く発熱する。
　　CaO＋H_2O→$Ca(OH)_2$　発熱
　b：誤：NOは無色の気体で水には溶けない。なお、NO_2は褐色気体で水に溶けて硝酸を生成する。
　c：正：P_4O_{10}は水に良く溶けてリン酸になる。
　　P_4O_{10}＋6H_2O→4H_3PO_4 (リン酸)

問16. a：正：硫黄は黄色の粉末状として存在することが多い。また、黄銅鉱($CuFeS_2$)や辰砂(HgS)など鉱石の成分元素である。

b：誤：ゴム状硫黄は高分子状で二硫化炭素に溶けにくい。
c：正：FeS + H₂SO₄ → FeSO₄ + H₂S
d：誤：硫化水素は有毒である。
問17. a：正
 b：正
 c：正：Zn + H₂SO₄ → ZnSO₄ + H₂
 d：正：CuO + H₂ → Cu + H₂O
問18. a：正：F⁻、Cl⁻、Br⁻、I⁻
 b：正：イオン結合NaClなど、共有結合HClなど
 c：正：F₂、Cl₂、Br₂、I₂
 d：正
問19. ①誤：CH₃CH=CH₂にはシストランス異性体はない。
 ②誤：構造異性体は4種類。
　　CH₃CH₂CH₂CH₂OH　　CH₃CH₂CH(OH)CH₃
　　(CH₃)₂CHCH₂OH　　(CH₃)₂C(OH)CH₃
 ③正：C*が不斉炭素原子

　　乳酸　　　　　　酒石酸
　　　H　　　　　　　H
　　　|　　　　　　　|
　CH₃-C*-COOH　　HO-C*-COOH
　　　|　　　　　　　|
　　　OH　　　　　　HO-C*-COOH
　　　　　　　　　　　|
　　　　　　　　　　　H

 ④誤：エタノールは室温で液体(沸点78℃)、ジメチルエーテルは気体(沸点-25℃)。
 ⑤誤：クメン法ではフェノールとアセトンが生成する。
問20. ニトロベンゼンをSnとHClで還元するとアニリンとなる。
　C₆H₅NO₂(ニトロベンゼン)→(還元)
　　　　　　　　　　　　　　→C₆H₅NH₂(アニリン)
問21. アニリンを希塩酸にとかし、NaNO₂(亜硝酸ナトリウ)でジアゾ化する。
　C₆H₅NH₂ + HCl → C₆H₅NH₃⁺Cl⁻(アニリン塩酸塩)
　さらにNaNO₂でジアゾ化：
　　　　　　→C₆H₅N₂⁺Cl⁻(塩化ベンゼンジアゾニウム)
　塩化ベンゼンジアゾニウムを加熱分解：
　　　　　　　　→C₆H₅OH(フェノール) + N₂ + HCl
問22. アゾ染料が生成するときは、フェノールのOHに対してパラの位置が-N=N-となる。
　化合物Ⅱ：p-ヒドロキシアゾベンゼン
　C₆H₅-N=N-C₆H₄-OH　　OHはパラ位
問23. アセトンとエチレングリコール
　(HOCH₂-CH₂OH)(アルコール)は水と混ざる。ステアリン酸(油脂の成分)と酢酸エチル(エステル)と水は混ざらない。
問24. ①脱水反応
　2C₂H₅OH → C₂H₅OC₂H₅(ジエチルエーテル) + H₂O
　②(答)付加反応
　CH=CH-CH₂-CH₂-CH₂-CH₂ → (Br₂付加)
　　→ CHBr-CHBr-CH₂-CH₂-CH₂-CH₂

③脱水反応

　　　H　　H
　　　|　　|
　　　C = C
　　 ╱　　　╲
　O=C　　　　C=O　→(脱水)
　　|　　　　|
　　OH　HO

マレイン酸

　　　H　　H
　　　|　　|
　　　C = C
　　 ╱　　　╲
　O=C　　　　C=O　　+ H₂O
　　　＼　　／
　　　　O

無水マレイン酸

④置換反応(ニトロ化)
　C₆H₆ + HNO₃ → C₆H₅NO₂ + H₂O
⑤エステル化反応
　C₆H₄(OH)COOH + CH₃OH →(エステル化)
　　　　　　　→ C₆H₄(OH)COOCH₃ + H₂O
問25. ①正
 ②正：下図参照
 ③誤：フルクトースは鎖状構造でもアルデヒド基はない。ただし、CH₂(OH)CO-が還元性を示す。下図参照。
 ④正：アルコール発酵　C₆H₁₂O₆ → 2C₂H₅OH + 2CO₂
 ⑤正：C₁₂H₂₂O₁₁ + H₂O →(加水分解)
　　→ C₆H₁₂O₆(グルコース) + C₆H₁₂O₆(フルクトース)

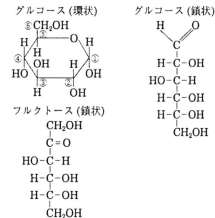

[解答]
問1. ②　問2. ①　問3. ⑥　問4. ①　問5. ④　問6. ③
問7. ⑤　問8. ①　問9. ④　問10. ③　問11. ⑤　問12. ③
問13. ③　問14. ①　問15. ⑦　問16. ②　問17. ①
問18. ①　問19. ③　問20. ⑤　問21. ⑥　問22. ①
問23. ①　問24. ②　問25. ③

第一薬科大学　薬学部入試問題と解答

平成 30 年 7 月 4 日　初版第 1 刷発行

編　集　みすず学苑中央教育研究所

発行所　株式会社ミスズ　　　　　　　　　　定価　本体 3,600 円＋税

　　　　〒167－0053

　　　　東京都杉並区西荻南 2 丁目 1 7 番 8 号

　　　　　　　　ミスズビル 1 階

　　　　電　話　０３（５９４１）２９２４(代)

印刷所　タカセ株式会社

本書の一部又は全部の複製、転写、コピーは著作権に触れるので禁止する。

●本シリーズ掲載の入試問題について、万一、掲載許可手続きに遺漏や不備があると思われる
　ものがありましたら、当社までお知らせ下さい。

●乱丁・落丁等につきましてはお取り替えいたします。

●内容についてのお問合せは、具体的な質問内容を明記のうえ、ハガキ・封書を当社宛にお送
　りいただくか、もしくは下記のメールアドレスまでお問合せ願います。

〈 お問合せ用メールアドレス：info-mgckk@misuzu-gakuen.jp 〉